AF197752

Oliver Polak

# Der jüdische Patient

Kiepenheuer & Witsch

© 2014, Verlag Kiepenheuer & Witsch, Köln
Alle Rechte vorbehalten. Kein Teil des Werkes darf in
irgendeiner Form (durch Fotografie, Mikrofilm oder
ein anderes Verfahren) ohne schriftliche Genehmigung
des Verlages reproduziert oder unter Verwendung
elektronischer Systeme verarbeitet, vervielfältigt oder
verbreitet werden.
Umschlaggestaltung: Bureau Hassan Haider
Umschlagmotiv: Gerald von Foris
Titelschriftzug: © Daniel Richter
Gesetzt aus der Apollo und der Univers
Satz: Buch-Werkstatt GmbH, Bad Aibling
Printed in Germany
ISBN 978-3-462-04704-2

## Das Buch

Oliver Polak ist krank. Nach seinem Bestseller »Ich darf das, ich bin Jude« wurde der Stand-up-Comedian über Nacht berühmt. Eine dreijährige Tournee und Hunderte Interviews später erleidet Polak einen Totalzusammenbruch. Er geht zur Psychotherapie und schluckt Antidepressiva, die verträgt er nicht, er nimmt stark zu, verlässt seine Wohnung nicht mehr, rutscht immer tiefer in eine schwere Depression. Nach monatelangem Leiden bleibt ihm nur noch ein Ausweg: Er weist sich selbst in eine psychiatrische Anstalt ein.

Und was macht ein Comedian, wenn er die Psychiatrie überlebt? Er schreibt ein mutiges und gnadenlos ehrliches Buch über den Alltag in der Klinik, über Wut, Trauer, Hoffnung, Heimat und familiären Zusammenhalt. Dieses Buch ist ein Gewaltmarsch durch Polaks Unbewusstes, ein Frontbericht aus der Psychiatrie zwischen Backstageraum, Wartezimmer und Elternhaus.

In einer Zeit, in der sich die Gesellschaft zunehmend mit ihren Ängsten konfrontiert sieht und immer mehr Menschen am Rande eines Burn-outs stehen, nimmt Polak seine Leser dahin mit, wo viele von uns demnächst sein werden. Der Autor leuchtet die dunklen Abgründe seines Herzens schonungslos aus und behandelt ein hochaktuelles Thema so witzig und direkt wie niemand zuvor.

## Der Autor

Oliver Polak, 1976 in Papenburg im Emsland geboren, machte sein Abitur am Carmel College. Später wurde er Moderator bei Viva und beim Disney Club, 2003 nahm er Schauspielunterricht und war u. a. in »Das Leben ist zu lang« von Dani Levy zu sehen. 2008 erschien sein Buch »Ich darf das, ich bin Jude« (KiWi 1070). 2010 erhielt er für seine Show »Jud süß-sauer« den kulturnews-Award für bestes Entertainment. Seit 2015 berichtet er in seiner Kolumne »Supersad« für die Welt am Sonntag aus dem Leben eines unglücklichen Stand-up-Comedians und ist derzeit mit der Show »Super-Sad« auf Tour. Oliver Polak lebt in Berlin.

Verlag Kiepenheuer & Witsch GmbH & Co. KG,
Bahnhofsvorplatz 1, 50667 Köln

Kontaktadresse nach EU-Produktsicherheitsverordnung:
*produktsicherheit@kiwi-verlag.de*

1414

Für Samira
xxx <3

Dies ist kein Abschied,
denn ich war nie willkommen

Casper


Kill some day

Motorpsycho


It's going to take some time this time

Carpenters


Wer nie verliert, hat den Sieg nicht verdient

Udo Jürgens

## Prolog

Ich hasse mich. Inzwischen nehme ich seit fünf Monaten Mirtazapin, ein Antidepressivum. Ich wollte niemals so etwas nehmen, nur ging es ab einem gewissen Punkt einfach nicht mehr weiter. Das Absurde an diesem Präparat ist, dass es mir, seit ich es nehme, massiv schlechter geht. Ich habe dreißig Kilo zugenommen und komme an manchen Tagen gar nicht mehr aus dem Bett. Ich atme schwer, mein Sexualtrieb ähnelt dem eines Pappbechers und die Vorhänge in meinem Zimmer wurden das letzte Mal vor Wochen geöffnet. Mein Telefon nehme ich seit Tagen nicht mehr ab, Mails bleiben unbeantwortet und ich sehe nicht einmal mehr fern. Meine Freunde hinterfrage ich, manche verachte ich zutiefst. Mirtazapin ist eher ein Anti-Antidepressivum. Ich bin durch. Enddurch.

An diesem tristen Novembermorgen entscheide ich endlich, dass ich dieses Gift nicht mehr nehmen will. Langsam krieche ich aus dem Bett, versuche mich aufzurichten, indem ich die Hände gegen die Wand presse und mich mit letzter Kraft dagegenstemme. Meine Knie, die von den hundertdreißig Kilo überfordert sind, schmerzen so fucking sehr.

Ich bewege mich wie Marcel Marceau durch die abgedunkelte Wohnung, ziehe eine Jogginghose und ein Sweatshirt an, schnappe mir den Autoschlüssel und schleppe mich die Treppen runter, vorbei an dem hippen Asiarestaurant, wo mich die Gäste anstarren und der Kellner mir noch ein »Lächel doch mal!« hinterherruft. Fuck off.

Ich gehe rüber zu meinem zugemüllten Auto, das im Halteverbot steht. Unter den Scheibenwischern stecken gefühlte dreißig Strafzettel. McDonald's-Verpackungen, Burger-King-Essensreste, Adiletten, Papier, Leergut und mittlerweile vielleicht auch tote Insekten verdecken den Boden meines Autos. Ich lasse mich in den Fahrersitz fallen, starte den Wagen und bin froh, dass er überhaupt anspringt. Das Autoradio geht an, *Hallowed be thy Name* von Iron Maiden, so, so laut, aber selbst die Musik kommt nicht mehr an mich heran, durch meinen Panzer, durch das Medikament. Mein Herz ist ausgestöpselt, abgekappt von mir.

Ich fahre durch den Regen nach Wedding, zur Praxis meiner Psychologin, zwischendurch halte ich zwei Mal an, weil ich mich unter leichten Panikattacken am Straßenrand übergeben muss. Jämmerlich.

Ich schleppe mich die Treppen zur Arztpraxis hinauf, melde mich bei der eiskalten Sprechstundenhilfe an und warte. Ich hasse Wartezimmer, sie sind schlimmer als Viehtransporte! Dreißig kranke Leute in einem kleinen, ungelüfteten Zimmer eingepfercht. Nur traurige Gesichter um mich herum, Leute, die ihre Hände verzweifelt ins Gesicht pressen. *Teardrops*.

Man darf die Praxis nicht verlassen, da sonst der Termin verfällt, also scrolle ich nervös auf meinem iPhone rum, nur um irgendetwas zu tun und keine virenverseuchte Lesezirkel-*Spiegel*-Ausgabe von 2010 lesen zu müssen, die auf dem kleinen Tisch neben mir liegt. Wortfetzen fliegen an mir vorbei, ich starre apathisch auf den Bildschirm. Inzwischen warte ich schon neunzig Minuten.

Mein Name wird endlich aufgerufen, ähnlich wie bei der Oscarverleihung, nur ohne Glamour und Applaus. Ich betrete das Zimmer der Ärztin, eine sehr große attraktive Frau, Typ Natalie Portman. Ich versinke im Sessel. Sie kennt mich nicht gut, da ich erst ein einziges Mal bei ihr war, dennoch entscheidet sie sehr schnell, dass ich mindestens für eine Woche in eine psychiatrische Klinik gehen muss, damit man mich unter Aufsicht auf ein neues Medikament einstellen kann. Tränen schießen mir in die Augen. Seit anderthalb Jahren schleppe ich mich durch mein Leben und es wird immer dunkler, die Worte der Ärztin klingen in meinen Ohren wie Befreiung und Haftstrafe zugleich. Das Ätzende ist, dass ich spüre, dass das alles sehr, sehr lange dauern wird, bis es wieder heil ist.

Sie bittet mich, kurz im Flur zu warten, während sie sich um einen Platz in einer psychiatrischen Anstalt kümmert. Kurz darauf bekomme ich eine halbe Beruhigungstablette und die Überweisung in die

Hand gedrückt und mache mich auf den Weg, erst nach Hause, dann zur Klinik.

Gedankenexplosion. Was wird mit meinen Auftrittsterminen in den nächsten Wochen, was soll ich meiner Mutter sagen, ohne dass sie denkt, dass ich ein Schwächling bin, was sage ich Papa, ohne dass er sich Sorgen macht, wie erkläre ich das meinem Manager, ohne dass er denkt, dass ich krank bin, ein krankes Schwein, was er wahrscheinlich eh schon denkt?

Und dann ist da noch Sunny. Sunny und ich führen eine undefinierte Beziehung, irgendetwas zwischen Sartre, Camus und *Ice Age*. Sunny ist in den letzten Monaten, als ich krank geworden bin, ohne es zu merken, der wichtigste Mensch für mich geworden, sie war immer da, leise, ohne da zu sein. Ihre Liebe, ihre Zuneigung, ihre Geduld haben wahrscheinlich meinen endgültigen Zusammenbruch hinausgezögert. Doch jetzt, in diesem Moment, bin ich alleine, ganz alleine. Während ich zu Hause meine Tasche fürs Krankenhaus packe, fühle ich mich wie Feivel der Mauswanderer.

Ich bin blind, kann weder nach links noch nach rechts schauen, alles ist duster. Ich stopfe meine Klamotten achtlos in die Tasche, meinen weißen Original-Udo-Jürgens-Bademantel, meine Kopfhörer, Adiletten, T-Shirts und meine Tabletten. Ich rufe mir ein Taxi und gehe monstermäßig langsam die Treppen hinunter, während ich mir immer wieder die Frage stelle: Warum? Was hat mich an diesen Tiefpunkt gebracht?

Der Taxifahrer steigt nicht aus, öffnet den Kofferraum einfach von innen per Knopfdruck. Ich stelle meinen Stuff hinein, schließe den Kofferraum sanft und setze mich verstört auf die Rückbank des Taxis.

»Wohin geht die Reise?«, fragt mich der Fahrer – genau diese Frage stelle ich mir gerade auch, immer wieder, immer wieder. Ich nenne ihm das Krankenhaus und wir fahren los. Draußen ist es schon dunkel, ich schaue aus dem Fenster, der Alex zieht an uns vorüber, unter den Linden strahlt die Weihnachtsdekoration der Bäume ins Taxi, vorbei am Hotel *Adlon*, den Stehlen, im Rückspiegel das Brandenburger Tor, vor uns die Siegessäule, ich fühle mich wie in einem Gefangenentransport. Nur: Was habe ich getan? Wann habe ich die falsche Ausfahrt genommen?

Das Taxi biegt in einen kleinen Waldweg ein. Am Ende der Straße sehe ich das grell weiß-gelb leuchtende Krankenhausschild. Das Taxi fährt auf das Klinikgelände und hält vor dem Haupteingang. Fuck, ich kenne diesen Ort.

Ich war schon mal hier, vor genau sieben Jahren, damals hatte ich Hodenkrebs, meine Freundin hatte mich verlassen und ich war arbeitslos. Keine guten Erinnerungen, sie vermischen sich mit meinem aktuellen verwirrten Zustand. Seltsam, dass es, wenn man sein Bein gebrochen hat, der Blinddarm entzündet ist oder die Mandeln raus müssen, ganz normal und okay ist, krank zu sein. Aber wenn man sich in einem psychisch labilen Zustand befindet, so wie ich mich gerade, dann wird man von der Gesellschaft geächtet oder ignoriert. Warum sind Depressionen ein Tabu in Deutschland? Warum ist Schwäche ein Tabu in einem menschlich oft so schwachen Land?

In den USA, das hat mir meine Tante erzählt, ist das schon lange ganz anders. Die Schwester meines Vaters ist siebenundachtzig Jahre alt. Nachdem sie damals das Konzentrationslager überlebt hatte, wanderte sie nach Amerika aus und lebt jetzt in New York. Viele jüdische Überlebende suchten unmittelbar nach ihrer Immigration in die USA Psychiater auf, um die schrecklichen Ereignisse der Vergangenheit zu verarbeiten. Das, sagte sie mir später, sei der Grund dafür, dass es ihnen heute gut gehe.

In Deutschland gab es so etwas nach dem Krieg nicht, was nicht zuletzt daran lag, dass die meisten Psychoanalytiker im Zweiten Weltkrieg aus Deutschland fliehen mussten. Es gab also kaum Heilungshilfestellung, weder für die einen noch die anderen, Psychotherapie und Psychoanalyse waren ein No-Go.

Auch mein Vater hat den Krieg, das KZ überlebt, ist aber in Deutschland geblieben. In Deutschland auf dem Land gab es erst recht keine Therapie nach dem Krieg, Therapie war gleich Klapse, Klapse war gleich verrückt. Es wurden einfach Beruhigungstabletten in dich reingestopft, aber niemals die eigentliche Problematik angesprochen. Doch vielleicht kann man die Ursache auch nicht thematisieren, wenn die Ursache der Status quo, das Hier und Jetzt ist. Wahrscheinlich gab es zu dem Zeitpunkt einfach keinen Therapeuten, der sich mit den Themen meines Vaters hätte auseinandersetzen wollen oder können! Denn Nazis gab es auch zu dem Zeitpunkt noch überall! Ein absurder Gedanke: Ein deutsch-jüdischer Typ, der nach dem Krieg zu einem deutschen Therapeuten gehen und ihm seine tiefsten Ängste anvertrauen soll, in der Hoffnung, dass er Hilfe findet, Heilung! Der einzige Satz, den man vom Therapeuten hören würde, wäre wahrscheinlich: »Oh, mit dieser Problematik kenne ich mich leider gar nicht so gut aus … Mmmmh … Beruhigungsspritze anyone?«

Auch wenn diese Zeit schon länger vorbei ist, werden Psychotherapien heute immer noch kaum akzeptiert. Depression klingt auch so schwer. Vielleicht sollte man das Wort einfach durch ein Synonym ersetzen, damit es smoother klingt. ›Mir ist anders‹ oder ›ich bin durch‹, vielleicht ›abkacken‹ oder ›je dunkler desto besser‹? ›Hasenherzigkeit‹ oder einfach wieder ›Melancholie‹.


Traurig und eingeschüchtert von meinen eigenen Gefühlen betrete ich das Krankenhausfoyer, frage mich zur Aufnahme durch und ziehe mir eine Coke aus dem Getränkeautomaten. Ich bin der Einzige auf dem Flur und das Donnern der Colaflasche, als sie aus dem Regal in den Ausgabeschacht poltert, hallt so laut durch den Gang, dass es mich selbst krass erschreckt. Dann nehme ich auf einer Holzbank Platz

und warte. Ich werde recht zügig aufgerufen und beantworte den Anmeldefragebogen ausschließlich mit
Neins: Drogen – nein, HIV positiv – nein, Diabetes –
nein. Bis auf die Frage nach allergischen Reaktionen,
denn Penicillin und ich gehen gar nicht zusammen.
Schwach und sehr ungeduldig setze ich meine Unter-
schrift unter den Berg von Anmeldeformularen. Ich
kann es kaum abwarten, dass die freundliche ältere
Berlinerin mir endlich sagt, in welches Zimmer ich
gehen kann.

Station 10A, Zimmer 1017. Ich warte auf den Fahrstuhl. Ein Blinggeräusch ertönt, die Fahrstuhltüren
öffnen sich. Der Geruch in diesem Krankenhaus ist
unerträglich, irgendetwas zwischen Tod und vergam-
meltem Essen. Auf dem Weg in die zehnte Etage hält
der Fahrstuhl auf der Sieben, eine Suchtstation. Die
Türen öffnen sich und man sieht einen Vorraum mit
vielen Leuten an Tischen, die Schach spielen oder
andere Gesellschaftsspiele. Manche reden mit sich
selbst. Es hat was von Michael Jacksons *Thriller*-
Video, nur ohne Musik und ohne Michael Jackson.
Mir geht es für den Bruchteil einer Sekunde sehr gut,
als mir bewusst wird, dass ich hier nicht aussteigen
muss.

Angekommen auf der Zehn, empfängt mich eine
junge, sehr freundliche Schwester. Sie hat blaue Augen, blonde Locken und trägt eine Brille. Ihr Name
ist Bella und sie erklärt mir, dass sie zurzeit auf der
Station ein freiwilliges soziales Jahr macht.

Bella führt mich in mein Zimmer, ein Zweibett-zimmer, das erst einmal nur von mir belegt wird. Ich blicke in einen sterilen Raum mit zwei Betten, zwei Nachttischchen, zwei Stühlen und einem Tisch. Minimal. Kalt. Leer. Weiß. Ich mag das Bett auf der rechten Seite, obwohl es mit dem anderen identisch ist, aber es steht näher am Badezimmer.

»Kommen Sie erst mal in Ruhe an«, sagt Bella freundlich, »Dr. Grünzweig, unser Stationsarzt, schaut dann später für ein persönliches Gespräch vorbei. Falls Sie Hunger haben – im Vorraum der Station steht ein Buffetwagen.«

Mit diesen Worten verlässt sie das Zimmer, die Tür fällt ins Schloss und ich schaue aus dem Fenster auf die Stadt, den Funkturm, das *Waldorf Astoria*. Es ist still, sehr still, so still war es lange nicht mehr. Ich fühle mich sicher für den Moment und eine Last fällt von mir. Ich packe meine Tasche aus, hänge den Bademantel ins Bad, lege meine Sweatshirts und Hosen in den Schrank und lehne das Foto von Sunny an eine grüne Pringles-Dose auf meinem Nachttisch.

Ich habe keinen Appetit, da ich in den letzten Tagen nach dem Essen immer alles direkt wieder auskotzen musste. Also lege ich mich mit meinen Klamotten aufs Bett und starre an die Decke. Ich fühle mich wie eine Kreuzung aus Panda, Orang-Utan in Gefangenschaft, Kroko, Basset und Zirkuselefant. Und sehr zu schwer. Ich habe mich noch nie so unwohl gefühlt in meinem Körper. Mein Körper ist mittlerweile größer als ein Körper.

Vor Wochen hatte ich mir vorgenommen, ab sofort jeden Tag Sport zu machen, das hatte ich mir nur leider schon so oft vorgenommen. Die Jungs aus dem Dönerladen in meinem Viertel taten mir am meisten leid, wie sie Nacht für Nacht mit ansehen mussten, wie ich mich, gerade mal halb angezogen, in Adiletten und ungeduscht, an die Dönertheke schleppte, so erbärmlich, um einen weiteren Dürüm mit Käse zu bestellen. Polak, du verfressenes Schwein. Mein Idealgewicht sind vierundachtzig Kilo, mittlerweile wiege ich hundertdreißig – fuck! Ich fühl mich so unwohl. Das Aussehen ist zweitrangig, nein, es ist das Bauchgefühl! Vielleicht Federball spielen, Federball mag ich! Federball ist so 80's. Ob es hier im Krankenhaus wohl Federbälle gibt?

Ich bin alleine, tauche ab, tiefer und tiefer – an einen Ort, an dem niemand ist, außer ich selbst. Leere. Mittlerweile bin ich in einer Phase, in der mir alles gleichgültig ist. Gefühl der Gefühlslosigkeit.

Ich bin fast eingenickt, als es zaghaft an die Krankenhauszimmertür klopft. Dr. Grünzweig, der Stationsarzt, ein schmaler, karger Typ, ein bisschen Erdmännchen, mit einem Funkeln in den Augen und einem sehr herzlichen Lächeln. Der Typ ist seit Schwester Bella die erste Wärmequelle, die mir in diesem Hospital begegnet.

Wir setzen uns an den viereckigen Holztisch, der mit einer weiß-gelben Achtzigerjahretischdecke bedeckt ist. Ich nehme mir eine Wasserflasche vom Nachttisch und Grünzweig fragt mich, was mich denn zu ihnen gebracht habe. Was hat mich zu ihnen gebracht …

Ich atme tief ein, fange ganz von vorne an. Erzähle, wie ich vor vier Jahren, als mein erstes Buch erschien, das Interesse des deutschen Feuilletons weckte, Deutschlands einziger jüdischer Stand-up-Comedian, der Holocaustclown, der Showjude, obwohl ich nicht bereit dafür war. Gut, wann ist man bereit, ein Jew-Stand-up-Comedian in Deutschland zu sein? Ich fühlte mich von vielen Menschen zum Objekt gemacht. Oder war ich es selbst, der sich zum Objekt gemacht hat? Mengeleexplosion, ich wollte lediglich meine Geschichte erzählen, storytelling, Comedy machen in einem Land, in dem man, wie Robin Williams feststellte, alle lustigen Menschen bereits umgebracht hatte.

Ich erzähle, dass ich in vier Jahren über sechshundert Auftritte spielte, dass mich das Publikum oft ächtete, weil es weder meinen Humor noch die Inhalte schnallte.

Auch erzähle ich Grünzweig von meinem besten Freund Andy, mit dem ich jeden freien Tag in den letzten Jahren verbracht habe. Wie er am 14. Februar des vergangenen Jahres, am Valentinstag, an einem Infarkt starb. Und wie ich immer weiter in eine sehr dunkle Spirale, einen Strudel geriet. Ich vermisse Andy so sehr. Seine Wärme, seine Aufmerksamkeit, seinen Geist, unsere endlosen nächtlichen Telefonate.

Ich schildere Grünzweig meine Panikattacken, mein ständiges Erbrechen, meine Antriebslosigkeit, meine Verfettung, meine Lethargie, meinen Hang zum Selbstzweifel, zum Selbsthass. Und meine Angst, diese verdammte, verfickte Angst, immer wieder Angst. Seit ich denken kann, habe ich Angst. Angst, mein größter Feind.

Damals, als Kind, waren es Michael Endes *Momo* und *Die unendliche Geschichte*, vor denen ich mich fürchtete. *Das letzte Einhorn* und Eduard Zimmermann, der zu mir sprach, wenn ich am Freitagabend alleine vor dem Fernseher saß. Und die Szene am Anfang des ersten *Batman*-Films aus den 80ern, in der Batmans Eltern ermordet werden. Güterwaggons, Ticks bei Menschen, die für immer bleiben, deutsche Beamten zwischen Duckmäusertum und Größenwahn, abgeschlossene Türen, Menschen, die einen lieben, die man selbst aber nicht so mag.

Doch was ist heute meine Angst, was sind meine Ängste? Ist es überhaupt meine Angst?

Der Doc hört mir sehr aufmerksam zu, er lässt mich sprechen, es vergehen fast zwei Stunden. Ich hab keine Ahnung, was oder warum, aber irgendetwas fühlt sich gerade sehr richtig an. Irgendwann ist der Moment erreicht, in dem alles raus ist. Grünzweig erklärt, dass er mir helfen wolle, damit es wieder besser wird, dass es allerdings Zeit und Geduld brauche. Geduld ist für mich wie Penicillin, wird aber leider nicht als offizielle Allergie akzeptiert. Geduld, nicht eine meiner Stärken.

Er kündigt an, dass er in den nächsten Tagen mit dem Chefarzt Dr. Lampinger vorbeischauen werde und sie mir dann sagen werden, wie vorerst mit mir verfahren werden soll. Desweitern verordnet er mir eine tägliche Dosis von fünf Milligramm Tavor, schlägt vor, ich solle erst mal in Ruhe ankommen und dann im Laufe der Woche an der Wassergymnastik teilnehmen, und verlässt das Zimmer.

Tavor ist ein angstlösendes Mittel, das sehr abhängig machen kann, wenn man es zu lange nimmt. »Tavor schützt Sie vor negativen Umwelteinflüssen«, so steht es in der Packungsbeilage. Ein neues Antidepressivum bekomme ich auch, Elontril, eines, das nicht zu sehr aufputscht, mich aber auch nicht zu low macht und meinen Sexualtrieb, der sich vor etwa zwölf Monaten verabschiedet hat, zurückbringen soll. Mirtazapin hat mich gefickt. Elontril ist ein Medikament, dessen Wirkstoff in Amerika zur Raucherentwöhnung benutzt wurde, bis man dann feststellte, dass er auch gut gegen Depris wirkt.

Später kommt eine ältere, eher gilfige als milfige Krankenschwester, Typ Delta-Airlines-Stewardess, ins Zimmer und stellt sich als die Nachtschwester vor. Sie sieht aus wie eine Ingrid. In der linken Hand hält sie ihr Kreuzworträtselheft, in der rechten Medizin. Sie stellt mir zwei Tavortabletten aufs Nachttischchen und lässt mich allein.

Ich bin mir nicht sicher: Bin ich depressiv, bin ich es nicht, woran mache ich es fest? Während ich aus dem Fenster starre, überlege ich, dass es mir vielleicht doch nicht so schlecht geht. Möglicherweise ist es nur ein Anflug von irgendetwas und schon bald wieder viel besser. Alles doch nicht so schlimm? Sich einzugestehen, dass es nicht mehr weitergeht, dass man schwach ist, fragil, sensibel, zerbrechlich, zerstört vom eigenen Gehirnfick, ist das Schlimmste. Das nicht akzeptierte Schwächeln, das Aufgeben. Tocotronic. »Kapitulation«. *Sag alles ab*!

Ich gehe ins Bad, wasche mein Gesicht, entkleide mich und verharre nackt vor dem Spiegel. Ich starre mich an, glotze, gaffe. Begutachte jeden Gesichtszug, jede Falte, jede Bewegung. Suche meinen Blick. Ich schaue in sehr müde Augen, müde von der Odyssee der letzten Jahre. Wo sind die großen Teddybäraugen? Knopfaugen können nicht lügen! Ganz weit hinten, am Ende des Augentunnels, sehe ich eine kleine Flamme. Dieser Moment, wenn nichts da ist, nur mein Spiegelbild und ich. Diese Ruhe, dieser seltsame stumme Dialog mit meinem Ebenbild, das nicht mehr zu existieren scheint.

Irgendwann halte ich es nicht mehr aus, ich verlasse das Bad und falle ins Bett, lege mir die Tavortabletten auf die Zunge, spüle sie schnell mit Wasser runter und knipse das Licht aus. Vom Bett kann ich in den dunklen Himmel über Berlin schauen. Die Tabletten wirken, ich fühle mich schlagartig sehr kuschelig in mir selbst, *smile, though your heart is aching*. Bevor ich mich in den Schlaf lächle, sehe ich noch einen Fensterkreuzschatten, sehe, wie er über Sunnys Foto streift, dann schlafe ich ein.

# Erste Klinikwoche

Ich werde wach, als jemand leise die Tür meines Zimmers öffnet. Ich fühle mich wie in Watte gepackt. Mehrere Schwestern huschen leise wie kleine Wichtel in mein Zimmer. Lautlos wie Eichhörnchen flitzen sie durch den Raum, sammeln die leeren Flaschen ein und stellen die Medikation für den Tag auf meinen Nachttisch. Oh Mann, es sind Ü-40-Schwestern. Ich stelle mich schlafend, kann aber durch den minimal geöffneten Schlitz meiner Lider Bella sehen, die gerade durch die Tür kommt, zierlich, so, so große Augen. Ich weiß jetzt schon, obwohl ich noch nicht einmal vierundzwanzig Stunden hier bin, dass sie einer der wenigen Lichtblicke im tristen, hässlichen Krankenhausalltag sein wird. Ich bemerke, wie mich ihre riesigen Augen anstarren, während sie ein zartes »Guten Morgen« flüsternd über ihre Lippen haucht. Ich nehme mir vor, mich nicht in sie zu verlieben. Das Schlimmste, was mir jetzt passieren könnte, wäre, dass ich mir eine Verliebtheit einrede oder mich am Ende noch wirklich verliebe. Dann ist eine Heilung für den Moment nicht möglich, denn Verliebte kann man nicht therapieren. Verliebte kann man nicht therapieren, fast schon ein Schlagertitel, wenn man noch ein »heut Nacht« dranhängt.

Verliebtsein ist wie Tavor, es legt sich wie ein Betäubungsmantel über die Seele und lässt eine Therapie nicht zu, da beim Patienten kurzzeitig die Illusion entsteht, dass alles doch ganz gut ist. Vielleicht ist das der Grund, warum auf dieser Station, bis auf Schwester Bella, keine attraktiven Schwestern arbeiten, es liegt eher so ein Hauch Milfland-meets-80er-Jahre-Föhnfrisuren in der stickigen Krankenhausluft.

Schließlich verlassen die Schwestern das Zimmer wieder und es kehrt Ruhe ein, lediglich die Spatzen, die sich in der Jalousie vor meinem Fenster ein Nest gebaut haben, singen oder sprechen. Vogelsprache halt. Keine Ahnung. Spatzen im Dezember in einer Jalousie, auch irgendwie sick.

Ich richte mich im Bett auf, stelle vorsichtig die Füße nebeneinander auf den Krankenhausboden, setze mich auf den Bettrand und starre so *Lost-in-Translation*-mäßig aus dem Krankenhauszimmerfenster. Zehn Stockwerke. Denke darüber nach, dass ich jetzt einfach springen könnte, so im Tavorhalbschlaf.

Was für ein jämmerlicher Gedanke, sich mir nicht zu stellen und den Schalter auszuknipsen. Ich schaue runter und denke, mmmh, vielleicht doch ein bisschen hoch für einen Selbstmord – ich könnte mir wehtun. Vor dem Fenster ragt eine riesige Tanne in die Höhe. Vielleicht springe ich einfach, überlege ich, lande in der Tannenspitze, die zurückfedert und mich wie in einem Comic wieder ins Krankenhauszimmer katapultiert.

Ich entscheide mich schließlich dafür, doch erst einmal ins Bad zu gehen. Dort stehe ich wieder minutenlang vor dem Spiegel und starre mich an. Ich sehe alles und nichts; ich sehe die Karikatur eines dicken, hässlichen Juden und im nächsten Moment einen putzigen Pandabären, kurz darauf einen hilflosen kleinen Jungen, der von seiner Mutter zurückgelassen wurde, dann wiederum einen schwergewichtigen, siebenunddreißigjährigen Mann. Aber egal, wen ich sehe, er lacht nie.

Es klopft an die Badezimmertür. Frühstück. Zwei Servicekräfte verteilen es mithilfe eines Buffetwagens, den sie langsam über den Krankenhausflur schieben. Ich stehe verschlafen vor dem Minibuffet und zeige auf die Nahrung, die ich mir zuführen möchte. Ein Brötchen, Kräuterquark, eine Scheibe Käse, ein Ei, ein Joghurt und keinen Tee. Kaffee trinke ich sowieso nicht, da der meine Magenschleimhaut so krass reizt, dass ich ihn nicht länger als fünf Minuten bei mir behalten kann.

Mit dem Tablett in der Hand verschwinde ich wieder in meinem Zimmer, setze mich an den Tisch mit der seltsamen Tischdecke und esse.

Nach dem Frühstück lege ich mich wieder aufs Bett und denke nach. Leere. Wie kann ich Leere beschreiben? Kann man Leere überhaupt beschreiben? Die unzähligen Tage vor dem Hospital, die waren leer.

Monatelang verlief jeder meiner Tage identisch. Ich lag im Bett, eine Matratze auf dem verstaubten Parkettfußboden, und starrte die meiste Zeit abwechselnd die Steckdose an der gegenüberliegenden Wand, die weiße Zimmerdecke und den Kleiderschrank an. Auf dem Schrank saßen meine stummen Stofftiermitbewohner: der Esel I-Aah, Scrat aus *Ice Age*, Buzz Lightyear, King Louis und der mutige Hase Cäsar. Hin und wieder warf ich einen Blick auf den Bildschirm meines Laptops, blieb bei Facebook hängen, scrollte durch die Posts, scrollte und scrollte – was ich las, flog durch meinen Kopf hindurch, es blieb nur Scheiße in meinem Hirn hängen. Dann wanderte mein Blick wieder zu den Stofftieren auf dem Schrank. Sie gafften zurück, doch sie konnten mir nicht helfen.

Tagelang lag ich auf meiner Matratze rum und zweifelte, zweifelte, zweifelte, starrte an die Decke und hasste mich selbst. Ich war so wütend auf mich! Und konnte nicht einmal genau sagen, warum. Eigentlich wusste ich ja, dass dieser Selbsthass unbegründet war. Dennoch suchte ich verzweifelt nach Dingen, die ich falsch gemacht hatte, um mich weiter zu bestrafen. Ich achtete mich selbst nicht, obwohl ich seit Jahren wie ein Irrer arbeitete. Aber vielleicht war genau das das größte Problem. Irre.

Manchmal redete ich mir ein, ich wäre physisch krank, und begann, mir die verschiedensten Symptome einzubilden. Ob das dann die eine oder die andere Krankheit war, egal – Hauptsache krank. Bei jedem Zucken, leichtem Schmerz dachte ich sofort an

Krebs, Parkinson, Aids, absurd. Es war, als würde ich versuchen, einen Grund zu finden, um mich noch schlechter zu fühlen. Um mich dem Leben zu verweigern. Mich gut zu fühlen, verbot ich mir selbst. *Krankheit als Weg.*

Und immer wieder diese Angst. Angst zu versagen, Angst, im Selbstmitleid zu ertrinken. Rastlos, atemlos, wie Scrat sich an der Nuss festklammert, so klammerte ich mich an der nicht vorhandenen Schuld, der Strafe fest. Noch ein Hieb, noch ein Vorwurf gegen mich selbst.

Meine Wohnung verließ ich gar nicht mehr. Einmal startete ich allerdings den Versuch, das Haus zu verlassen: Ich nahm mir vor, zum Bäcker zu gehen. Doch kaum hatte ich das Haus verlassen, überkam mich plötzlich ein Druck, aus dem Nichts. Er erfasste und bedrohte mich, ich konnte ihm nicht entkommen. Ein Magnet, der mich förmlich zurück nach Hause zog, so als müsste ich ganz massiv dringend kacken, diese Notwendigkeit, dieses Bedürfnis, diese Unruhe, diese Panik.

Ich eilte wieder nach Hause, die Treppen hoch, nahm zwei, drei Stufen auf einmal. In der Wohnung angekommen, warf ich alle Klamotten von mir, lief in Unterhosen ins Bad, um die Hände zu waschen. Ich legte mich zurück ins Bett, in die Leere, zur weißen Zimmerdecke, zu den Stofftieren, und onanierte.

In diesen Wochen onanierte ich viel. Es ist natürlich das Jämmerlichste, in diesem Zustand noch zu wichsen, doch es war in dem Moment eine Illusion, die ich mir selbst unterjubelte, ein cremiger, dickflüssiger Tropfen Hoffnung. Langeweile und Traurigkeit machten sich so breit, dass ich dachte: Vielleicht bin ich ja doch ein wenig horny.

Ich öffnete parallel Youporn, Xhamster, Beeg.com, Tubekitty und Facebook – einzige Regel: Die Frau, die ich mir zum Wichsen aussuchte, durfte meiner Mutter nicht ähneln. Ich hätte mich nur noch kränker gefühlt, wenn ich auf meine Mutter onaniert hätte.

Ich machte mich also künstlich horniger, als ich es gerade war. Im halbsteifen Zustand onanierte ich. Spritzte ab und fühlte mich nur noch leerer. Eine Endleere. Onanieren war der letzte Halm, an den ich mich klammerte, wenn ich leer war und nicht wusste, was ich sonst Sinnvolles machen sollte.

Das war dann mein persönlicher Tiefpunkt des Tages: 9.35 Uhr, nichts erledigt, kaum gegessen, wieder im Bett und zwei Mal onaniert.

Meine Gedanken wanderten in diesen Wochen immer wieder zu Sunny, ich hätte sie so gerne angerufen, aber das ging nicht. Was hätte ich ihr auch sagen sollen? »Du, Sunny, ich liege seit sechs Stunden im Bett, bin depressiv, habe zwei Mal onaniert, Losermodus, und bei dir?« Wahrscheinlich hätte sie sogar dafür Verständnis gehabt. Aber wie unmännlich ist das? Männlichkeit, diese neue, seltsame Männlichkeit. Männlich. Ich weiß gar nicht so genau, was männlich ist. Bin ich männlich? – I do not know. *Boys don't cry*. Männlichkeit kann so unmännlich sein. Oder ist Unmännlichkeit männlich? Hauptsache kein Frauenparfum – zumindest keines, das man als solches erkennt.

An manchen Tagen wollte ich einfach nur meine Augen schließen und nicht wieder aufwachen – das wäre dann die softe Variante gewesen. Manchmal saß ich aber auch in meinem Auto bei hundertachtzig km/h und dachte mir: Hallöchen, einfach mal das Steuerrad rumreißen und bääm! Eine Sekunde und weg – einfach durchziehen! Den Mut brachte ich nicht auf. Obwohl, vielleicht ist es auch mutiger, sich nicht umzubringen.

An einem dieser Depri-Matratzen-Tage war mir viel zu spät eingefallen, dass ich noch am selben Abend zu einem Geburtstag eingeladen war. Fuck! Ich wusste nicht, wie ich es dorthin schaffen sollte. Francesco war einer meiner besten Freunde, aber jetzt unter Leute gehen? Houseparty? Und ein Geschenk hatte ich auch nicht! Ich war komplett abgebrannt. Das ist eh das Übelste, abgebrannt sein und dazu noch depressiv. Existenzängste hoch zwei.

Ich irrte durch meine Wohnung und suchte Kleingeld, in den Jackentaschen, in meinen Hosen, in den Schälchen auf dem Schreibtisch, auf Ablagen, unter dem Sofa, in der Sofaritze. Insgesamt kriegte ich so gerade mal zwei Euro und zehn Cent zusammen. Ich sackte auf dem Sofa zusammen, mein Blick fiel auf das Leergut. Um die fünfzig 1,5-Liter-Colaflaschen und zwei leere Wasserkisten. Das hätte für eine CD oder ein Buch als Präsent reichen können. Aber der Gedanke, durch die Oktoberkälte zu eilen, mit zwei Kisten Wasser und fünfzig Colaflaschen, das Leergut einzutauschen, vor dem Leergutautomaten auf dem kalten alkopopverklebten Supermarktboden in den Tüten rumzunesteln und den Gestank, der aus diesem Leergutautomatenloch kam, zu ertragen, schreckte mich extrem ab. Und wenn der Automat die Flaschen nicht erkannte?

Diese Unruhe, die aufkommt, wenn er die Flaschen nicht annimmt, sie mit so einem lauten Losergeräusch immer wieder zu mir zurückschiebt und die Typen, die in der Schlange hinter mir stehen, immer angenervter werden, was mich wiederum auch noch viel unruhiger macht, nein, das wollte ich mir echt nicht geben. Ich entschied mich, das Leergut einfach mitzunehmen und das Geburtstagskind zu bitten, es selbst zurückzubringen und sich etwas davon zu kaufen. Das war ein Kompromiss und originell. Zumindest konnte ich so sicher sein, dass Francesco das Geschenk nicht doppelt bekam.

Wenn du depressiv bist, gehst du eh oft Kompromisse ein. Du tust Dinge, die du vorher nie getan hättest. Manchmal macht man nicht nur Kompromisse, man vermeidet es einfach, überhaupt eine Entscheidung zu treffen. Ich war abgestumpft. Selbst ein Date mit Selena Gomez löste bei mir keine Emotionen aus, nicht mal der Gedanke, mit ihr einen Kurztrip ins Disneyland zu unternehmen.

Draußen war es dunkel geworden. Natürlich ging ich am Ende nicht zu Francescos Geburtstag. Stattdessen blieb ich im Bett bei meinen Kuscheltieren.

*

Sonnenstrahlen fallen auf meine weiße Krankenhaus-
bettdecke. Meine morgendliche Dosis Tavor steht neben mir auf dem Nachttisch, in einem kleinen Plas-
tikbecher, aus dem man normalerweise Kurze in der
Kneipe trinkt. Ich kippe die Pillen in meinen Mund,
spüle sie mit der von mir mitgebrachten Fanta, in
der kaum noch Kohlensäure ist, runter. Wirkt ganz
schnell. Ich beruhige mich. Starre nach draußen. Wo
sind meine Eltern wohl gerade, wem muss ich Be-
scheid geben und wo ist Sunny? Ich denke viel an
Sunny, ich mag sie so gerne.

Wir lernten uns vor zwei Jahren im ICE auf der
Fahrt von Berlin nach Wien kennen, im Bordbistro.
Sunny ist Wienerin, ihr Papa kommt aus Belgien, ihre
Mama aus England und irgendwie ist ihre Familie in
Österreich gestrandet.

Ich trinke ausschließlich Cola Light und sie auch.
Es war ein heißer Sommertag inklusive Klimaanla-
genausfall, wir standen beide vor dem Bahnbistrotre-
sen und waren sehr auf die letzte Cola Light, die in
der Vitrine stand, fixiert.

Ich war eigentlich vor ihr dran, aber ich ließ ihr den
Vortritt. Sie bestellte die Cola Light und setzte sich.
Cola Light ist aus. Auf die Frage der Bedienung, was
ich gerne möchte, antwortete ich freundlich: »Das
gibt's leider nicht mehr.« Sunny lächelte mir zu, schaute
mich mit ihren Furbyaugen an und sagte: »Wenn du
dir ein Glas holst, dann teilen wir supergerne.« Ich

setzte mich zu ihr, wir verbrachten die restliche Zugfahrt zusammen und in den folgenden Monaten noch viel mehr Zeit. Mit Sunny stand die Zeit still.

Nun liege ich hier im Krankenhaus und bin planloser denn je. Ich fühle mich wie in einem Sog, ich habe die Kontrolle verloren, werde von meinen Gedanken und körperlichen Empfindsamkeiten kontrolliert. Bin in meinem nicht vorhandenen Selbstwertgefühl verloren. Verloren in mir. Es gibt so viele Dinge, die dieses Gefühl füttern könnten, doch scheint mein Körper resistent zu sein. Selbstwertgefühl. Wenn ich ein Mädchen wäre, könnte ich Schwänze lutschen, meine in Schüben auftauchende momentane Minderwertigkeit wegsucken. Obwohl, kann ich ja eigentlich. Ich verwerfe den Gedanken.

Ich will an nichts, an wirklich gar nichts denken – ich hoffe nur drauf, dass die Visite schon bald kommt, damit man mir sagt, wie es weitergeht. Moment, vielleicht ist das ja genau mein Problem, dass ich schon viel zu lange auf Hilfe von außen warte. Es ist ein Trugschluss, wenn man glaubt, dass andere einen retten können. Das ist wie bei einer Mathematikaufgabe, die einem fünfzig Mal erklärt wird, und trotzdem checkt man sie erst, wenn man sie einmal selbst gerechnet hat. Okay, ich will selbst rechnen, ich brauch nur neue Batterien!

Fuck, ich muss ja zur Wassergymnastik, hatte ich vergessen. Mit meinen hundertdreißig Kilo gehe ich wieder ins Bad und ziehe mir, da ich keine Badehose besitze, eine schwarze Hugo-Boss-Unterhose an, darüber den weißen, flauschigen Udo-Jürgens-Bademantel, schlüpfe in die roten Adiletten und bewege mich Richtung Krankenhausschwimmbad, vorbei an dem Frühstückswagen. Mein Zimmer befindet sich am Ende des ewig langen Krankenhausflurs und während ich den Gang so in Slowmotion entlangschlurfe, treffe ich immer wieder auf ältere Mitpatienten, die mich anstarren, als wäre ich E.T. Zumindest fühle ich mich wie E.T.

Ich grüße niemanden, das habe ich in den letzten Monaten perfektioniert, starre einfach geradeaus in die Leere des endlos langen, neongelb erleuchteten Flurs. Ich bin auf einer interdisziplinären Station gelandet, hier befinden sich Leute, die einen an der Marmel haben, aber auch orthopädische Patienten. Allerdings nennen die das hier nur »interdisziplinär«, damit kein Sozialneid entsteht, weil Privatstation und so.

Ich warte auf den Aufzug. Eine mittesechzigjährige Patientin mit Pudelfrisur und einem gelben Nickijogginganzug stellt sich neben mich und klagt in gebrochenem Deutsch mit starkem russischen Akzent darüber, dass der Aufzug immer so lange braucht, so lange braucht, so lange braucht. Ich ignoriere sie, doch sie hört nicht auf, redet weiter und weiter, schimpft auf das Krankenhaus, auf die Schwestern, über das schlechte Essen und wieder auf die Aufzüge. Meine Unruhe steigt. Sie soll schweigen! Ich stelle mir vor, wie ich sie an ihrem Pudelschopf zu Boden reiße und ihr meinen Penis ohne Vorwarnung bis zum Anschlag in den Mund stopfe, so Deep-Throat-mäßig, bis sie kein Geräusch mehr von sich gibt und sich übergeben muss. Nicht weil mich das geil machen würde, nein, nur damit sie still ist, ihr Gelaber macht mich wahnsinnig. Dann hätte sie einen wirklichen Grund, sich zu beklagen.

Menschen sind eklig, hässlich und gefräßig, wollen immer mehr, sind nie satt zu kriegen, sie schätzen die kleinen Dinge nicht, rennen einer Illusion hinterher und verpassen so ihr Leben. Oscar Wilde sagte mal, zumindest habe ich gehört, dass er das mal gesagt hat: Wenn Gott die Menschen bestrafen will, gibt er ihnen das, was sie sich am sehnlichsten wünschen.

Ach, scheiß auf Oscar Wilde, fuck Sprichwörter! Die Fahrstuhltür öffnet sich und ich gehe hinein, der gelbe Nickianzug folgt mir dicht auf den Fersen, ich drücke die Taste, Untergeschoss. Die Pudelfrisurfrau steht sichtlich verunsichert neben mir, da ich sie jetzt schon seit etwa zehn Minuten konsequent ignoriere. Sie versucht, die eingestickte Udo-Jürgens-Unterschrift auf meinem Bademantel zu entziffern. Ich schaue sie an und sage: »Josef, Josef Stalin. Können Sie auf Stalin.com bestellen.« Sie zuckt zusammen.

Der Fahrstuhl hält auf der *Thriller*-Sieben, niemand steigt ein, und dann hält er im Erdgeschoss. Die gelbe Lady steigt aus und ein offensichtlich psychisch gestörter Patient mit seltsam teilrasierten Haaren oder Haarausfall und dem Geruch eines seit zwei Wochen nicht mehr geleerten Dixieklos steigt ein. Ich halte den Atem an, drücke die Nase tief in den Bademantelärmel, sodass sie im weißen Flausch versinkt, und zähle die Sekunden. Die Tür öffnet sich und ich eile hinaus. Ich gehe einen weiteren langen Korridor entlang, vorbei an einer etwa neunzigjährigen winzigen Frau, die in einem Bett auf dem Krankenhausflur liegt, als ob sie ausgesetzt wurde. Ich schaue ihr in die Augen, wir blicken uns an und ich werde traurig. Der Smellytyp läuft direkt hinter mir, das rieche ich, ich lasse mich von ihm überholen. Alter, wie soll man hier gesund werden, wenn man nur von Psychos, kranken Menschen und negativen Energien umgeben ist?

Ich gehe weiter. Auf einer Tür ein Schild mit der Aufschrift »Männerumkleide Bewegungsbad«, hier muss es sein. Ich gehe in die Dusche und öffne dann die Tür zum Schwimmbad.

Ich hatte immer diese Vorstellung, obwohl ich nie auf einer war, dass Ü-40-Partys schon echt brutalst hart sein müssen, aber das hier übertrifft alles. Ü 75! Fuck. Ich sehe Dinge, von denen ich nicht wusste, dass es sie gibt. Übergewichtige, faltige, alte, verstörte Menschen. Ich weiß natürlich, dass ich irgendwann auch mal so sein werde – es sei denn, meine Psyche setzt sich durch, dann werde ich das eh nicht erleben –, aber das hier ist gerade echt zu viel. Ich schließe die Augen, streife den Bademantel ab und gleite schnell ins Wasser. Zwischen den Gilfs und den

Oldsugardaddys plansche ich wie ein behinderter Delfin im Wasser herum, das ist das erste Mal seit Monaten, dass ich meinen Körper wieder spüre. Eine polnische Physiotherapeutin kommt herein und wirft jedem eine Schwimmbadnudel zu, die sollen wir zwischen unsere Beine nehmen. Dann strampeln wir, als würden wir Fahrrad fahren. Ich fühle mich jämmerlich, aber die Ü-75-Deutschen und ich gehorchen der Polin mit der Superlaune.

Nach einer halben Stunde Bewegungsbad kann ich nicht mehr, ich bin aus der Puste und halte mich am Schwimmbadbeckenrand fest. Das war das erste Mal seit Monaten, dass ich mich wieder bewegt habe.

Die älteren Herrschaften verlassen das Becken vital und laufen direkt an mir vorbei, ich habe so eine Pov-Sicht, sehe jetzt alles noch mal von unten. Ich bin durch, körperlich, psychisch, und so unhorny wie jetzt war ich noch nie.

Ich verlasse das Schwimmbad, steige in den Aufzug, fahre in die zehnte Etage und eile in mein Zimmer. Dusche mich, ziehe mir Unterhose und Jogginghose an und schlüpfe in meinen schwarzen Thrasher-Pulli. Done. Lege mich aufs Bett. *In my place.*


Da ist dieses große Loch in mir, als ob ein brennender Tiger durch mich hindurchgesprungen wäre, nur steht kein Wassereimer in der Nähe, mit dem ich den Brand löschen könnte! Dieses Loch, haben das alle Menschen? In ihm liegt der Schmerz, die Vergangenheit, die Angst, die Schuld, das Loch als Fluchtort vor der realen Liebe von außen, die man nicht ertragen kann, ein Fluchtort vor sich selbst.

Wir stopfen dieses Loch mit Drogen, mit Alkohol, mit Sex, *fuck the pain away*, mit Facebook – oh ja, immer wieder Facebook! – und Twitter, aber auch gerne mit Liebeskummer oder Angst. Nur um sie nicht sehen, nicht ertragen zu müssen, diese Leere. Aber vielleicht müssen wir dieses Loch akzeptieren, so wie das Känguru mit seinem Beutel lebt und ausschließlich seine Kids rein lässt, wie der Wal mit seinem Loch im Kopf, der drauf achtet, dass nichts Falsches hineinströmt.

Der ganze Selbsthass holt mich ein. Ich hasse mich für die letzten Jahre, in denen ich es nicht geschafft habe, mich aus den Fesseln, die ich mir selbst angelegt habe, zu befreien. Depression ist meine Aggression gegen mich selbst. Was ist der Sinn des Lebens? 42?

Wut, Schuld, Unsicherheit, neue Wege, Overkill, Abstandssuche, Existenzangst – something is missing. Aber was ist ›something‹? Das Grundsätzliche! Aber ist das Grundsätzliche nicht das Notwendige? Muss man nicht das Notwendige und das Mögliche erledigen, um das Unmögliche zu realisieren?

Ich weiß nicht, ob ich mich dieser Welt öffnen will. Was liebe ich, was hasse ich? I do not feel anymore. *Numbness.* Ich fühle mich schutzbedürftig, bin misstrauisch, orientierungslos. Das letzte Einhorn meets Feivel meets Nemo meets Alf. Mit Alf, das ist auch so eine Sache. Warum sind wir so vertraut?

*

Ich schlage die Augen auf und sehe die Krankenhauszimmerdecke über mir. Panik überfällt mich, ich springe blitzartig aus dem Bett und eile ins Bad, wo ich mein Frühstück und die Tabletten auskotze. Ich hänge über der Kloschüssel und kotze mir die Galle aus dem Leib, die Geräusche dabei ähneln Chewbacca, dem man bei lebendigem Leib die Haut abzieht. Mein Kopf implodiert. Dann klopft es an der Badezimmertür. »Herr Polak, die Visite.« Ich wische den Angstschweiß und die Tränen aus dem Gesicht, gurgle mit Odol und klatsche mir eiskaltes Wasser ins Gesicht.

Als ich aus dem Bad komme, stehen der Chefarzt Lampinger, zwei mir unbekannte Schwestern und Stationsarzt Dr. Grünzweig vor mir. Der Chefarzt wirkt wie ein Character aus *Shaun oft the Dead*. Er starrt mit seinen toten Augen apathisch ins Leere und wendet sich im Dialog niemals wirklich dem Patienten zu, sodass man sich permanent fragt, wann er das Messer zücken und alle Patienten und Mitarbeiter der Station abstechen wird. Seine sehr hohe Stimme lässt ihn wie eine Mischung aus Chipmunk und Mariah Carey wirken.

Wir setzen uns an den Tisch, Lampinger und seine Crew starren mich erwartungsvoll an, ich soll offenbar über mein Befinden sprechen. Ich würde mich alles andere als aufgehoben fühlen, wäre da nicht Dr. Grünzweig.

Auf dem Tisch vor mir liegt das *Spex*-Buch, in dem ich kurz zuvor das Blumfeld-Interview von 1999 gelesen habe, Blumfeld waren mir immer sehr wichtig, sie haben meine Gedanken mit ihren Texten, ihrer Musik beflügelt, bestärkt. »Jeder geschlossene Raum ist ein Sarg«, eine Zeile aus dem Song *Verstärker*. Ich fühle mich nur noch sargiger, als Jochen Distelmeyer es besingt, wie in der kleinsten Matrjoschka, die in zehn anderen steckt. Blumfeld und Tocotronic haben mein Leben entstört, mich in meiner Kindheit auf dem Land vor der GenesisBonJoviDireStraits-Welt bewahrt.

Der Gedanke an Blumfeld beruhigt mich. Ich berichte den Ärzten also von meiner anhaltenden Unruhe, der Niedergeschlagenheit, den Panikattacken und von meinen großen Existenzängsten. Jetzt muss ich schon wieder die ganze Geschichte erzählen. Ich habe keinen Bock mehr zu reden, ich habe in meinem Leben eh schon viel zu viel geredet. Schnallen die denn nicht, dass einen das nur noch fertiger macht, wenn man immer und immer wieder dieselbe Geschichte erzählen muss, die sich für einen selbst traurig anfühlt? Dass das nur dafür sorgt, dass es einem noch schlechter geht?

Ich erzähle also. Von meinen Ängsten und den Ritualen in meiner Kindheit.

Mein Kinderbett war ein sich seitlich öffnendes Klappbett, jeden Abend lag ich darin und starrte vor dem Schlafengehen lange die Aufkleber an, die auf der Klappbett-Innenwand klebten. Zirkus-Sticker,

Pumuckl und ein riesiger E.T.-Aufkleber. Elliott, der mit seinem BMX-Fahrrad am Mond vorbeifliegt, in seinem Fahrradkorb hat er E.T. versteckt. Mein Kinderbett war Elliotts Fahrradkorb.

Ich wartete auf meinen Vater. Ich wusste, dass er gleich kommen würde, und freute mich. Seine Schritte und seine hebräischen Gesänge mit Emsland-Slang ertönten im Wohnungsflur. Die Tür öffnete sich. Er betrat mein Zimmer, alberte herum, sang dabei immer weiter.

Dann war es für einen kurzen Moment still. Papa legte sanft seine rechte Hand auf meine Stirn, die linke legte er auf seine, dann sprach er das Gute-Nacht-Gebet mit einer Melodie, einem Singsang, der vertraut klang. Er bentschte mich. Bentschen ist ein jiddisches Wort und es bedeutet Segnen. Das Gute-Nacht-Gebet, es hat die Odysseen überlebt. Es war beruhigend und gleichzeitig einschläfernd. Ich tauchte ein in die Nacht, in mein Bett, in meine Festung. Neben mir lag mein Stofftierbär Timmy.

Stofftiere, und gerade Lieblingsstofftiere, haben etwas sehr Besonderes. Sie sind treue Weggefährten und begleiten einen durch die Kindheit. Man kann sich auf sie verlassen, genauso wie man sich auf die Eltern verlassen kann, also zumindest bei meinen Eltern ist es so.

In manchen Nächten konnten mich aber weder Timmy noch der Segen meines Vaters beschützen. Ich hatte oft Fieber als Kind und kein Arzt wusste, warum. In diesen Nächten überkam mich die vielleicht größte Angst. Ich fürchtete das Fieber, nein, ich fürchtete die Fantasie, die mit dem Fieber kam. Denn die Fantasie bereitet mir Angst. Je höher das Fieber, desto größer und bedrohlicher meine Fantasie. Damals verwandelte sich dann mein Kinderzimmer in ein Geisterzimmer, einen Kriegsschauplatz. Riesige Panzer fuhren darin herum und es marschierten überdimensional große Soldaten mit grässlichen Fratzen hindurch. Ich war winzig, hilflos, ohnmächtig, klein wie Nils Holgersson. Ich fühlte mich alleine, konnte nicht um Hilfe schreien, denn dann hätten mich die Soldaten aufgespürt. Ich durfte mich nicht bewegen. Es war eine Todesangst, die mich wie ein Blitz durchfuhr. Meistens wachte ich schweißgebadet auf und schaute Timmy in die Augen. Auch er starrte mich an.

Wenn das Fieber schließlich sank, verschwanden die Soldaten. Ich konnte niemandem von ihnen erzählen, mein Mund war wie zugenäht. Ich wusste, die Soldaten waren weg und ich war wieder in Sicherheit – aber nur bis zum nächsten Mal.

Während ich erzähle, habe ich das Gefühl, dass mir dieser Psychiatriechefvogel nicht zuhört, sein Blick erweckt den Eindruck, als würde er gerade dreamen, vielleicht davon, mit Barry-*can't-smile-without-you*-Manilow an einem einsamen Strand Federball zu spielen. Irgendwann, in der Mitte meiner Geschichte, unterbricht mich der Typ.

»Das hört sich alles ja ganz spannend und aufregend an, Herr Polak. Allerdings habe ich insgesamt hundertfünfzig Patienten und jetzt keine Zeit mehr, Ihnen noch länger zuzuhören. Alles Weitere können Sie ja später mit Dr. Grünzweig besprechen.«

Er verabschiedet sich mit einer Geste, die vielleicht gern ein French-Handshake wäre, aber keiner ist, und verlässt mit seiner Entourage das Zimmer, verlässt mich, hinterlässt mich in meinem Zimmer.

Ich bleibe mit meinen Gedanken und Fragen alleine zurück. Was ist es nur, was mich so abfuckt und mich in diese tiefe Melancholie treibt? Die Geschichte meiner zum Teil ermordeten Familie, die heute eine sehr kleine ist? Die Odyssee meines Vaters während des Zweiten Weltkriegs? Deutschland? Oder, dass ich als jüdischer Stand-up-Comedian in den letzten Jahren feststellen musste, dass Deutschland humorbehindert ist? Deutsches Entertainment gleicht dem Chili con Carne im Deutsche-Bahn-Bistro – kein Geschmack, schlechte Zutaten, mit der Mikrowelle aufgewärmt. Lauwarm. Und als Folge: Durchfall, nie enden wollender Durchfall.

Immer, wenn ich Ansätze von diesem Gefühl äußerte, kam irgendeiner um die Ecke und sagte: »Das kannst du so aber nicht sagen!«

Ich brauchte lange, um festzustellen, dass ich sehr wohl kann. Und dass es noch viel schlimmer ist, als den Leuten klar ist. Obwohl, ich finde schon, dass Deutsche Humor haben, das weiß man, wenn man zumindest ein Mal den *ZDF-Fernsehgarten* gesehen hat.

Am Abend klopft Dr. Grünzweig an die Zimmertür und wir holen die Visite nach. Wir gehen in eine Art Wintergarten am Ende des Flurs, setzen uns dort an einen Tisch und er fragt mich, wie es mir gehe und ob ich angekommen sei. Ankommen, so ein großes Wort. Wahrscheinlich *das* Wort. Ankommen.

In den letzten Jahren, Wochen habe ich viel über den Tod nachgedacht, über die Endlichkeit. Es hatte fast nie mit meinem Tod zu tun, sondern damit, dass mein Papa schon sehr alt und für mich einer der wichtigsten Menschen ist. Das Einzige, was ich über meinen Tod weiß, ist, was auf meinem Grabstein stehen wird: »Ich wär jetzt auch lieber auf einem Motorpsycho-Konzert«.

Ich sage Grünzweig, dass selbst hier im Krankenhaus meine Unruhe immer noch enorm groß ist.

»Ich habe das Gefühl, ich brauche erst mal eine Aufgabe, irgendwas. Nur nicht mehr rumliegen und nachdenken.«

»Diese Unruhe ist ganz normal«, erklärt mir Grünzweig und wiederholt: »Herr Polak, es braucht Zeit und Geduld.«

Geduld. Mein Freund Josefsohn fragte mich mal, was die kleinste Einheit von Geduld sei. Ich habe Geduld, aber nur, wenn ich in Bewegung bin! Doch vielleicht sollte ich gerade erst einmal gar nicht in Bewegung sein. Da ist so eine Ambivalenz in mir, eine Zerfetztheit, ich brauche Ruhe, ich suche Ruhe und ich will mit wirklich niemandem Kontakt haben – dann wiederum gibt es in mir das tiefe Bedürfnis, sich mit der Angst, mit der Schuld und mit mir selbst, mit den Selbstzweifeln auseinanderzusetzen.

Dr. Grünzweig gibt mir den Plan für die nächsten Wochen und ich denke: Wochen! Ich sollte doch nur zur Einstellung auf ein Medikament herkommen! Ich schweige, verstehe und ergebe mich.

»Jeden Morgen eine Stunde Wassergymnastik, die kennen Sie ja schon, und tägliches Training im Geräteraum. Jeden Mittwoch Tanztherapie.«

Ich schweige. Tanzen. WTF. Ich bin froh, wenn ich laufen kann.

»Dann wöchentlich zwei Stunden Einzelgespräch mit einem Therapeuten, wenn Sie wollen, können wir das machen«, bietet Grünzweig mir an. Ich zögere nicht und willige ein.

»Ist das alles?«, frage ich resigniert.

»Eigentlich ist das fast schon zu viel für Sie, in Ihrem Zustand.« Er stockt, freut sich, lächelt, wackelt mit dem Zeigefinger, den er in den Himmel streckt. »Ich hab da noch was für Sie, das ist richtig hart, aber versuchen Sie es mal, kann Sie wirklich weiterbringen. Psychodrama mit Frau Mann. Das könnte gut für Sie sein. Ich hab selbst ein wenig Angst vor ihr. Versuchen Sie es, Herr Polak. Montags und donnerstags jeweils zwei Stunden, die erste Sitzung ist nächste Woche.«

## Zweite Klinikwoche

Ein neuer Morgen. Als ich aufwache, steht Dr. Grünzweig lächelnd mit einer Spritze und mehreren Kanülen an meinem Bett. Er müsse mir mal kurz Blut abnehmen. Ich ziehe den rechten Ärmel des Guided-by-Voices-Longsleeves hoch und bemerke gar nicht, wie Grünzweig slowly the Spritze in meinen Arm steckt. So sanft. Zuckerwattensanft.

Ich bin jetzt seit einer Woche in der Psychiatrie. Tavor kontrolliert mich. Ich weiß gar nicht, wie ich mich fühle, ob es mir besser geht, ob es mir schlechter geht, weiß nur, dass ich erst einmal hierbleibe. Wo sollte ich auch sonst hingehen? Ausharren. Stopp den Wahnsinn.

Grünzweig verlässt mit den Kanülen das Zimmer und ich bleibe auf dem Bett liegen, denke nach. Erinnere mich an die Zeit vor genau sieben Jahren, als ich schon mal hier war.

Zwar war der bösartige Tumor bald entfernt worden, doch um sicherzugehen, dass sich nicht doch noch irgendwo eine Krebszelle versteckt hatte, ging ich zwei Wochen lang täglich zur Bestrahlung. Am ersten Tag wartete ich in einem Raum mit zwanzig weiteren Krebsbestrahlungchemopatienten, die Stimmung erinnerte mich an einen Todestrakt. Ich versuchte meine Gedanken an einen anderen Ort zu beamen, irgendetwas mit bunten Lichtern und Tieren, irgendwo, nur nicht hier, um mich so der Situation zu entziehen, bis ich endlich aufgerufen wurde. Eine Krankenschwester holte mich im Warteraum ab und während ich meinen Oberkörper frei machte, sie mir mit Edding Quadrate und Kreise auf den Körper malte, die Stellen markierte, die später bestrahlt werden sollten, dachte ich drüber nach, wie es wäre, mit ihr zusammenzuleben, Kinder zu kriegen und ein bürgerliches Leben zu führen, vielleicht in Potsdam, auf einem Bauernhof …

Ich legte mich auf die eiskalte Metallliege, die Schwester verließ den warmen, stickigen Raum und stellte das Strahlenmonster an. Als das Zimmer abgedunkelt wurde, fühlte ich mich dem Tod auf einmal sehr nah.

Die Maschine machte laute Geräusche, Sounds zwischen *Raumschiff Enterprise* und *Jurassic Park*, ein grelles Licht erstrahlte, und für einen kleinen Moment lag ein Hauch von Tschernobyl in der Luft. Kurz darauf war alles vorbei und die Schwester kam wieder herein, um mich vom Bestrahlungsmonster zu befreien. Sie fragte mich, ob es mir gut gehe und alles okay sei, ich nickte stumm und zog traurig meine Klamotten wieder an.

Ich entschloss mich dazu, nach Hause zu laufen, obwohl es in Strömen regnete, denn ein Freund hatte mir geraten, während der Bestrahlung so viel Zeit wie möglich an der frischen Luft zu verbringen, da das den Körper ein wenig regenerieren lasse. Während ich durch den dunklen, kalten, regnerischen Novemberspätnachmittag nach Hause ging, drückte eine unsichtbare Kraft auf meinen Körper, auf mein Gemüt. Mir wurde heiß und heißer und immer noch heißer. Ich lief weiter durch den Regen, Schweißperlen auf der Stirn.

Mein Handy klingelt, reißt mich aus meinen Gedanken. Meine Mutter.

»Oliver, hast du die Arbeitsunfähigkeitsversicherungsunterlagen ausgefüllt und an mich zurückgeschickt?«

Ich antworte ihr, dass ich es noch nicht erledigt habe, da ich krank sei und im Krankenhaus.

»Im Krankenhaus?« Sie fragt weiter, was genau ich habe.

Ich versuche die Antwort zu übergehen, da ich weiß, dass psychische Erkrankungen in ihrer Realität nicht existieren. Schließlich antworte ich trotzdem: »Ich bin in der Psychiatrie.«

»Oliver, ist das dein Ernst? Bitte schick mir die Unterlagen zu, es eilt.« Ohne sich zu verabschieden legt sie auf.

Ich spüre, wie mich eine Monsterunruhe durchfährt. Hoffentlich erzählt sie meinem Vater nicht, dass ich in der Klinik bin! Ich versuche, mich zu beschäftigen, irgendwie, bloß nicht wieder in Gedankenschleifen abdriften. Ich beschließe, runter ins Erdgeschoss zum Coke-Automaten zu gehen. Seit etwa vier Jahren trinke ich Cola, zwei bis drei Liter pro Tag. Was die Softeismaschine für das Hörnchen ist, ist die Cola für mich. Ich weiß gar nicht, was mich mehr in die Depression getrieben hat, die Cola oder der Holocaust. Colacaust.

Auf dem Weg zum Fahrstuhl spricht mich Schwester Bella an und teilt mir mit, dass ich heute einen Bettnachbarn bekomme, der im Laufe des Tages einchecken wird. Super, jetzt hab ich nicht mehr nur meine wirren Gedanken und Ängste, nein, on top beschäftigt mich die Frage, wer wohl in mein Zimmer einzieht. Bei dem Gedanken, dass ich ab jetzt mein Zimmer, meine kranke Privatsphäre, mein Bad und mein Schnarchen mit jemandem teilen muss, werde ich aggressiv. Und natürlich frage ich mich vor allem: Welches Krankheitsbild wird der Typ, der in mein Zimmer zieht, haben?

Der Aufzug kommt schon wieder nicht, ich warte zehn Minuten und denke mir, wenn hier jemand wirklich mal etwas Akutes hat, einen Herzinfarkt oder so was, und der Fahrstuhl … Egal, ich versuche mit meinen Gedanken bei mir zu bleiben. Und wundere mich, während ich weiter auf den Lift warte, warum mich dieser Teenager, ein ungefähr neunzehn Jahre alter Typ, der auf einer Bank im Flur sitzt, so anstarrt. Mir fällt auf, dass er Shorts anhat, und das mitten im Winter. Spinner. Erst als ich genauer hinsehe, bemerke ich außerdem, dass er eine Beinprothese trägt. Der Unterschenkel seines rechten Beines fehlt, der

Typ hat nur anderthalb Beine. Nicht so wirklich geil. *Hook me up before you go go* – egal. Ich gehe vor der Fahrstuhltür auf und ab und sehe aus dem Augenwinkel, dass der Typ mich bei jeder kleinsten Bewegung beobachtet. Blinggeräusch, der Fahrstuhl öffnet sich, ich gehe hinein und drehe mich um, sodass ich dem sitzenden Teenager direkt gegenüberstehe. Starre ihn an, reiße meine Augen auf. Kurz bevor sich die Fahrstuhltür schließt, blinzle ich ihm zu.

Dann, ein Ruck, das Licht geht aus, der Fahrstuhl steht. Jetzt hasse ich diesen Aufzug endgültig. Nicht gerade angenehm, doch wenigstens habe ich keine Klaustrophobie. Aber geil ist anders. Ich vertraue der Technik dieses alten Fahrstuhls nicht. Würde mich nicht wundern, wenn die Sicherheitsstandards noch denen von 1976 entsprächen. Wenn ich nur Mac-Gyver wäre.

Nicht, dass die Situation nicht schon unangenehm genug wäre, denn nicht einmal die Notrufsprechanlage funktioniert, nein, um alles noch schlimmer zu machen, denke ich auch noch über weitere negative Dinge nach und versuche ihnen immer noch mehr negative Bedeutung hinzuzufügen. Anscheinend will ich ganz sichergehen, dass es mir, wenn sie mich aus dem Fahrstuhl holen, richtig übelst mind-fucked geht. Ich fühle mich einer Ohnmacht nahe. Da höre ich die Stimme meiner Mutter, die mir zuruft: »Der Einzige, der dich fertigmacht, bist du selbst, nur du selbst!«

Ich befinde mich mit meiner Mutter auf der Bühne des *Deutschen Theater* in Berlin, der Saal ist ausverkauft, abgedunkelt und stickig. Irgendwie rauchen alle. Es ist die Premiere der ersten eigenen Show meiner Mutter und ich bin ihr Sidekick. Die Show heißt *Mein Dummer, dummer Sohn und seine allwissende Übermutter!* Ich schwebe nackt, nur mit einer Katzenmaske bekleidet, in einem überdimensionalen Vogelkäfig über die Bühne, während meine Mutter mit einer Gotchapistole auf mich zielt, schießt und dabei hysterisch lacht. Im Hintergrund läuft *Bohemian Rhapsody* von Queen. Links im Bühnengang sehe ich Rehe, die Legosteine essen.

Das Licht springt an und der Fahrstuhl bewegt sich nach unten. Alter! Was war das denn? Im Erdgeschoss angekommen, laufe ich ziemlich verstört auf den Colaautomaten zu, die Leute mustern mich kritisch, wobei man denken sollte, dass eine Jogginghose, gut, sie ist grasgrün, in so einem Psychopuff jetzt wohl nicht für so viel Aufsehen sorgen sollte. Vielleicht ist es aber auch nur mein Kiss-T-Shirt, die amerikanische Variante, bei der das SS in Runenschrift geschrieben ist, in Kombination mit Adiletten und einer pinken Technosonnenbrille. Die Cola fällt in den Schacht, es ist diese personalisierte Edition mit den Namen drauf. »Mama« steht auf meiner Coke. Philip-Roth-Moment.

Ich exe die 0,5 Liter und gehe zum Aufzug zurück. Mit mir steigt eine Familie ein, Vater, Mutter und ihre beiden kleinen Töchter. Der Fahrstuhl ist rundum verspiegelt, sodass ich – obwohl ich der Familie meinen Rücken gekehrt habe, ihnen also das

SS und das überdimensionale Gene-Simmons-Gesicht zuwende – durch die Spiegel sehen kann, wie die Mutter einer der beiden Töchter etwas zuflüstert. »Das ist der kranke Juden-Comedian«, höre ich deutlich. Die Kids drehen sich um und gaffen mich an. Ich geniere mich und mir wird heiß. Die können froh sein, dass ich wegen Depressionen, nicht wegen Pädophilie behandelt werde!

Ich zwinkere ihnen trotzdem zu.

Die Tür öffnet sich auf der Zehn und ich eile hinaus, direkt zu meinem Zimmer. Hastig reiße ich die Tür auf, schnappe mir Tavortabletten, die auf dem Nachttisch stehen, schlucke sie pur runter, würge ein, zwei Mal und schütte dann viel Mineralwasser nach. Mein Herz rast, mein Atem ist mein Beat und ich lege mich auf mein Bett. Polak, du kaputtes, krankes, widerliches Schwein!

Erst dann bemerke ich, dass ich nicht mehr allein im Zimmer bin. Neben dem anderen Bett steht eine Tasche und auf dem Nachttisch liegen ein Smartphone und diese massiven Kopfhörer, Beats von Dr. Dre. Ich höre, wie die Dusche angeht. Der Neue.

Ich kann das grade nicht, ich mag mit niemandem reden. Oh Mann, wie soll ich mich verhalten? Vielleicht stelle ich mich schlafend, warte, bis er müde ist, und verlasse dann das Zimmer. Wie lange wird er wohl bleiben? Vielleicht stelle ich mich auch einfach nur vor: »Hallo, mein Name ist Oliver, ich bin siebenunddreißig Jahre alt und depressiv. Und wann bringst du dich um?«

Die Badezimmertür öffnet sich. Es ist der Junge von vorhin, der anderthalbbeinige Teenager vom Flur, der mich so angestarrt hat. Erst jetzt sehe ich die Beinprothese, die an seinem Bett lehnt. Mein neuer Mitbewohner.

Er sagt »Hey« und blickt dabei verlegen auf den Boden, ich sage auch »Hey«. Er wirkt sehr eingeschüchtert und nervös. Irgendwie fällt mir ein Stein vom Herzen, es hätte viel schlimmer kommen können. Der wirkt ganz okay. Gekonnt hüpft er auf seinem einen Bein durch den Raum, packt seine Sachen aus, stopft sie in die Schränke, dann legt er sich auch aufs Bett. Es ist still, wir hören gemeinsam den Spatzen in der Jalousie zu und sprechen weder miteinander noch zu uns selbst. Nach einer Stunde Stille frage ich ihn schließlich, ob alles okay sei. »Nicht wirklich«, nuschelt er.

»Wenn es gar nicht geht, kannst du die Schwestern rufen«, erkläre ich ihm, und obwohl es mir selbst gerade sehr schlecht geht, entwickle ich Mitgefühl für meinen Zimmergenossen. Der Klassiker: Du solltest dich um dich selbst kümmern und flüchtest in die Probleme anderer. Wobei, fuck it, immerhin teilen wir ein Zimmer und er ist neu und verstört.

»Wie heißt du?«, frage ich.

»Tom«, antwortet er undeutlich, scheint sich aber nicht dafür zu interessieren, wie ich heiße, jedenfalls fragt er nicht. Kurz darauf legt er seine Prothese an und läuft im Zimmer auf und ab, wie ein Wachposten, ein Wächter, ein gatekeeper, up and down.

Es macht mich wahnsinnig. Endlich entschließe ich mich, ins Schwesternzimmer zu gehen. Dort treffe ich Bella und erkläre ihr, dass es meinem Bettnachbarn anscheinend sehr schlecht geht. Als ich wieder im Zimmer bin, tue ich so, als ob nichts wäre. Kurz darauf kommt eine Schwester und erkundigt sich nach meinem und Toms Befinden.

Am nächsten Morgen werde ich von zwei Servicedamen, die die Mahlzeiten servieren, geweckt: »Das Frühstück steht bereit!« Eine der beiden kommt aus der ehemaligen UdSSR, ihr Akzent erinnert mich an den meiner Mutter, und es hat etwas Vertrautes, wie sie mit mir redet, mich fragt, was ich essen möchte. Sie spricht so, wie ich mir immer gewünscht habe, dass meine Mutter zu mir spricht, freundlich.

Ich nehme mein Tablett mit ins Zimmer und setze mich zu Tom an den Tisch, der auch gerade frühstückt. Etwa zehn Minuten lang essen wir, schmatzen leise vor uns hin und schweigen. Dann suche ich seinen Blick und frage ihn: »Und? Was hat dich zu mir geführt?«

Er muss schmunzeln. Ich glaube, meine Jogginghosen, die Unordnung im Zimmer, meine Bücher, vielleicht aber auch einfach nur meine erbärmliche Erscheinung lassen ihn sich ein wenig öffnen. Ich erzähle ihm, dass ich wegen Angststörungen, Depressionen und Antriebslosigkeit hier bin, meine Eltern nichts davon wissen wollen, ich mit keinem meiner

Freunde mehr sprechen kann – und dann erwähne ich Sunny, der ich nun endlich gesagt habe, dass ich in der Klinik bin. Allerdings per SMS, denn Sunny ist gerade in Tokio, um dort einen Vortrag zum Thema »Philosophie und Politik in Comics« zu halten. Danach fliegt sie weiter nach New York.

Ich starre in das Licht der Nachttischlampe und frage mich, wo sie wohl gerade ist, was sie macht, wie es ihr geht. Wie unglaublich gern wäre ich jetzt bei ihr in Tokio. Ich kenne diese Stadt nur aus dem Sofia-Coppola-Film, muss immer an Phoenix und Bill Murray denken, wenn ich an Tokio denke. Bill Murray, dieses Beach-Boys-artige Schauspiel zwischen Melancholie und Scheitern, mit dem etwas hoffnungsvollen Funkeln im Blick. Über Bill Murray wandern meine Gedanken zu *Und täglich grüßt das Murmeltier*. Genau dieser Film beschreibt den Zustand, in dem ich mich grade befinde. Ich komme mir vor wie in einem Wartezimmer ohne Ausgang, wie Bill Murray in einer Zeitschleife gefangen – nur weiß ich nicht, ob es wie beim Groundhogday die Liebe ist, die mir hier raushelfen kann. Der Gedanke an Chers *I got you Babe* löst in mir einen Würgreflex aus. Im Moment ist die einzige Liebe, die ich empfinde, falls ich überhaupt etwas empfinde, die zu meinem neuen Antidepressivum, Elontril, von dem ich noch kaum etwas merke. Es soll wohl auch erst nach zwei, drei Wochen greifen, aber immerhin hat es meinen Appetit nun komplett ausgeschaltet. Das Blöde ist, dass das Medikament dich nach unten hin auffängt, dasselbe aber auch nach oben hin passiert, was bedeutet, dass man wenig Freude empfinden kann. Ich fühle mich wie ein Teenager beim Pornosgucken: abgestumpft, emotionslos. Ich fühle nichts.

»Ich werde dich nicht stören«, versuche ich meinem skeptischen Zimmergenossen zu versichern, »du musst dir keine Sorgen machen. Ich bin kein richtiger Psycho. Und sowieso bin ich so kraftlos, dass ich sogar einen Kampf mit einer Maus, die mich mit einem Playmobilschwert bedroht, verlieren würde.«

Tom nimmt einen Schluck von seinem Tee und sagt, ohne dass ich ihn noch mal danach gefragt hätte: »Drogen, Playstation, Paranoia, ich komm nicht mehr klar. Das Schlimmste ist die Paranoia.« Mit leiser, zittriger Stimme erklärt er mir, dass er die letzten Jahre eigentlich nur Playstation gespielt, durchgekifft, und auch sonst massiv viele Drogen ausprobiert hat. Am Ende konnte er nicht mal mehr seine Wohnung in Potsdam verlassen.

»Es ist übrigens immer am besten, ganz oben in einem Haus zu wohnen«, erklärt er mir sachlich, »denn es ist sehr unwahrscheinlich, dass Einbrecher Bock haben, in ein Dachgeschoss einzusteigen.« Nach einer Pause fährt er fort: »Im Übrigen reicht es nicht, nur ein Messer neben dem Bett liegen zu haben. Viel besser ist es, gar nicht erst einzuschlafen und über sich selbst zu wachen.«

Natürlich, denke ich. Der Typ ist noch fertiger als ich. Na ja, anders fertig. Allright.

»Im Supermarkt, wenn eine Frau hustet, höre ich

kein Husten, sondern Dämonen, die zu mir sprechen«, erklärt er mir im Plauderton. »Ich versuche im
Alltag Blickkontakt mit anderen Menschen zu ver-
meiden, da sie mich verfolgen könnten. Ich glaube,
dass alle Menschen nur ein Spiegel meiner selbst sind.
Sie treiben mich in den Wahnsinn.«

Ich starre ihn an und denke mir: Du willst nicht
wirklich ich sein.

Ich würde Tom gerne fragen, was mit seinem Bein
passiert ist, aber ich traue mich nicht. Eigentlich bin
ich ganz froh, mal einen professionellen Paranoiden
zu treffen. Ich hab noch nie mit einem Paranoiden gesprochen. Paranoide Züge habe ich auch, mal mehr,
mal weniger. Ich berichte Tom von meiner abgekleb-
ten MacBook-Kamera, doch der winkt nur müde ab.

»Das bringt nichts«, antwortet er, »Gott sieht ja
eh alles.« Er hat recht. Was für ein unangenehmer
Gedanke, dass Gott mir beim Onanieren zuschaut,
ich fühle mich schon fast ein wenig vergewaltigt und
werde rot. Ob Gott das geil macht? Ich will nicht
weiter drüber nachdenken.

Dann erzähle ich ihm, dass ich seit meiner Kindheit vor dem Schlafengehen mein Zimmer immer von
innen abschließe, was bei Dates schon so manches
Mal zu Missverständnissen geführt hat. Ich habe das
von meinem Vater übernommen, der mir dazu riet
und dasselbe mit der Schlafzimmertür meiner Eltern
machte, bis heute macht er das.

Mein Kinderzimmer war ein Ort, an dem ich oft
Angst bekam. Wir wohnten im Stadtkern, direkt am

Kanal in der Fußgängerzone, und nachts, wenn die betrunkenen Typen auf der Straße grölten, fürchtete ich mich. Was ich damals nicht verstehen konnte, weiß ich heute: dass diese Furcht mit den Erzählungen meiner Eltern von der Judenverfolgung, der Verfolgung meiner Familie und dem 9. November 1938, der Reichskristallnacht, zusammenhängt. In Papenburg wurden die Novemberpogrome am 10. begangen: Die Synagoge und die jüdischen Wohnhäuser sollten niedergebrannt und ausgeplündert werden. Auch zu dem Haus meiner Großeltern kam ein SA-Trupp mit Benzinkanistern, um es in Brand zu stecken. Meine später im KZ getötete Stiefgroßmutter war mit meinem Papa, der damals dreizehn Jahre alt war, und seiner Schwester alleine zu Hause, denn mein Großvater war kurz zuvor verhaftet worden und schon im KZ.

Bevor die SA das Haus in Brand steckte, durchsuchte sie es nach Schmuck und anderen Wertgegenständen. Sie stahlen alles. Dann wurden Vorbereitungen zur Brandstiftung getroffen, selbst die Papenburger Feuerwehr rückte an – doch nicht um das Feuer zu löschen, nein, sie bespritzte lediglich das Haus des Nachbarn, ein nicht jüdischer Lebensmittelhändler, um es so vor einem eventuellen Übergreifen der Flammen zu schützen. How sweet von der Feuerwehr. Der Lebensmittelhändler protestierte und krakeelte dennoch laut – es standen übrigens mittlerweile um die hundertfünfzig Leute vor unserem Haus –, dass auch sein Geschäft in Flammen aufgehen würde, wenn bei uns Feuer gelegt werden würde.

Ein Polizeiwachtmeister, ein anständiger Typ, wie mein Vater mir viele Jahre später erzählte, fuhr auf dem Fahrrad zufällig am Ort des Geschehens vorbei und verbot den SA-Leuten, unser Haus anzustecken. Die SA war verdutzt, musste sich aber fügen und zog ab. Die Schaulustigen bekamen keine Pyroshow und mein Vater, seine Schwester und ihre Stiefmutter gingen zögerlich und voller Angst zurück ins verwüstete Haus.

Immer wenn mir diese Gedanken den Kopf zerschießen, bin ich einer Ohnmacht nahe. Verwüstung in dem Haus meiner Großeltern. Meinem Elternhaus. Verwüstung in meinem Kopf.

Tom schaut mich jetzt noch trauriger an.


Am Abend kommt die Ingrid-Nachtschwester, stellt die Medikation auf den Tisch und fragt uns beide, ob alles okay sei. Alles okay. Wären wir dann hier? Schon seltsam, diese Frage. Gibt es diesen Zustand überhaupt? Wenn alles okay wäre, dann wäre es doch langweilig. Übel sind auch die Bekannten oder Freunde, die wissen, dass man depressiv ist und immer wieder in kurzen Zeitabständen fragen, wie es einem gehe. Das ist so, als würdest du einem Rollstuhlfahrer hinterherrufen: »Und, läuft's?«

Ich lege mich ins Bett und schaue aus dem Fenster, Tom läuft wieder unruhig im Zimmer auf und ab, er trägt die Prothese und neuerdings auch einen Stahlhelm, den er offenbar mitgebracht hat. Ich checke nicht, warum die Ärzte ihn nicht erst mal ruhigstellen, damit es ihm für den Moment vielleicht ein klein wenig besser geht. Ich versuche ihn zu ignorieren, was schwer ist, da unser Zimmer nicht besonders groß ist.

Ich kann nicht aufhören, mir immer wieder dieselben Fragen zu stellen. Was macht mich so depressiv? Meine Geburtsstadt Papenburg, der Holocaust, Verlustängste, Facebook, keine richtige Beziehung zu einer Frau zu haben, Deutschland, deutsche Fernsehunterhaltung, meine Mutter, Antriebslosigkeit, Mittvierziger, die alles wissen und desillusioniert sind, Deutsche, die mit mir über Israel sprechen wollen, der Tod meines besten Freundes Andy, meine daraus resultierende Einsamkeit, starke Frauen, meine Unmännlichkeit – an manchen Tagen fühle ich mich wie ein Fabelwesen, habe das Gefühl, dass Frauen mich eher als Kuscheltier wahrnehmen –, hängen gebliebene, fanatische, deutsche, unangenehme Juden, deutsche Comedians? Dass ich nicht weiß, wie es weitergehen soll und kann? Ich weiß es wirklich nicht, und je öfter ich drüber nachdenke, desto depressiver werde ich.

*

Die Tage vergehen. Ich bin schwach. Unglücklich. Traurig. Ein permanentes Drücken auf mein Gemüt.

Ich komme wieder mal von der Wassergymnastik, ziehe mir nach dem Duschen meine schwarze Adidas-Jogginghose mit den goldenen Streifen an, meine

rot-weiß-gestreiften Carhartt-Socken, meinen Hofbräuhaushoodie und schlüpfe in die roten Adiletten.
Setze mich mit meiner Wasserflasche auf das Bett,
diese verfickte Grundtraurigkeit. Ich fühl mich wie
ein Hund im Tierheim, der nicht abgeholt wurde. Wo
ist mein Wille? Ich habe so eine Wut in mir, der Hass
würde mich, wenn ich die Pillen nicht nehmen würde,
überrollen.

*Wohin mit dem Hass*, sang Jochen Distelmeyer auf
seinem letzten Album in einem sehr weichen Singsang. Es gibt keinen Puffer. Purer Hass gegen alles
und jeden. Gegen diese unlustigen deutschen Komiker, die ihren verkackten Job nicht erledigen. Ich
muss an diesen Comedian denken, der bei einem seiner Auftritte von einem Zuschauer geohrfeigt wurde,
der ihn nicht witzig fand. Ich finde, man sollte genau das einführen, dass, wenn man nicht lustig ist,
jemand auf die Bühne kommt und dir eine knallt.
Nicht so eine softe Ohrfeige, nein, mit der Kraft, mit
der man der Partnerin oder dem Partner auf den Ass
slapped! Not funny-smack! In Deutschland wäre das
vom Sound her ein großes, klatschiges Feuerwerk.

Diese Blender, diese leeren Typen, die keine Persön-
lichkeit, keine Ideen, keine Visionen haben. Jämmer-
liche, feige, verdammte Cracknutten, die geprägt sind
von Angst, ein seltsames Humorverständnis haben.
Unmutig. Comedians, diese Clowns mit ihren Jong-
lierbällen. Diese vom Egozentrismus und Narzissmus
geprägten verlorenen Verlierer. Immer derselbe Typ
Mensch. Billiger Rufmord! Versager. Keine Moral.

Keine Ethik. Pocher, der vor 10 000 Berlinern in der Max-Schmeling-Halle ins Mikro schreit: »Hey Berlin, was wärst du ohne Türken?« Stille in der Monsterhalle. Pocher holt zum Endschlag aus: »Leer, sicher, aufgeräumt.« Die Leute klatschen, johlen, sind eins mit Oliver Pocher – I feel so close to Adolf. Falls es ein Leben nach dem Tod gibt, wird Pocher wahrscheinlich als Hitlers Uhr wiedergeboren.

Das alles macht mich so ungeduldig, so unruhig. Unruhig, das beschreibt meinen Zustand sehr gut. Dieses Brodeln, dieser Vulkan, es ist ein alter Vulkan. Kurz vor der Explosion.

Und dazu dann all diese opportunistischen philosemitischen Westentaschenfacebookpseudofeuilletonisten mit ihren kleinen Kolumnen in irgendeiner Tageszeitung, ihr, die in eurer eigenen lauwarmen Suppe schwimmt, aufgewärmt, ohne einen wichtigen, originellen Gedanken zu hinterlassen.

Warum so viel Wut? Sie richtet sich so krass gegen andere. Und gegen mich. Gegen alles. Ich will euch töten. Meine Biografie, ich hasse dich. *Anders als glücklich*, Blumfeld.

Ich würde euch gerne lieben, vielleicht sollten wir es noch mal versuchen.

Nein, Mann, ihr sollt mir egal sein. Menschen, eine Stunde geht das gut.

Ich weiß nicht ob ich mich der Welt öffnen will. Wenn ja, muss ich mich schützen. Ich muss auf meine Worte achten. Ich schnall mittlerweile nicht einmal mehr, wer ich bin. Ich will einfach wieder Oliver sein.

Nur, wer ist Oliver? Identität, etwas, das andere dir aufzwingen wollen, um dich besser greifen zu können. Vielleicht fängt Identität da an, wo wir uns weigern, uns weiter mit unserem Leben auseinanderzusetzen? I do not know.

Ich bin leer, abgefuckt, ausgebrannt. Hatte in den letzten Jahren zu viele Shows, bin so viel gereist, rumgetourt, wenn dein Geist dir nicht mehr folgen kann – Deutschland, Österreich, Schweiz. Zu viel, zu schnell. Mein Geist konnte nicht mehr folgen. So viele kranke Storys.

Frankfurt war besonders. Besonders erbärmlich. Das lag nicht an der Stadt, ich mag Frankfurt, fühle mich dort immer sehr wohl. I love Frankfurt. Aber dieses eine Mal war alles anders, im Dezember vor drei Jahren. Ich kam, mal wieder abgefuckt und müde, erschöpft vom Tag und einer langen Bahnfahrt, in meinem Hotel an. Es war ein seltsames Hotel im Bahnhofsviertel, eine Art Notbuchung, da gerade Messe war und sich der Veranstalter nicht rechtzeitig um ein normales Hotel gekümmert hatte. Ich glaube, in Frankfurt ist immer Messe. Fuck. Bhfsvrtl. Ein Hauch von Nutten, Heroinhausen und Montagearbeitern lag in der Luft. Hotel garni.

Ich war schon seit zwei Wochen mit meiner Show *Jud Süß-Sauer* unterwegs und ein Michael-Douglas-*Falling-Down*-Gefühl, gepaart mit depressiven Schüben und Burn-out, lag in der Luft.

Ich betrat die Hotellobby, beziehungsweise den muffigen Vorraum, grell erleuchtet, Farbton: Neonweiß, fünf Quadratmeter klein, vom Tageslicht abgeschnitten, ein Kabuff. Hinter einem sehr hohen Rezeptionstresen, der von Weitem nicht erahnen ließ, ob überhaupt jemand dahinter saß, hockte ein sehr alter Mann in einem maßgeschneiderten Anzug und mit einer großen Hornbrille auf der Nase. Er las den Feuilletonteil der *FAZ* und bemerkte nicht, dass ich vor dem Tresen stand. Ich hörte das laute Ticken der Schrankuhr, die auf dem Rezeptionsschlüsselregal stand, die Uhr tickte sich langsam und monoton durch den Raum, Ticken löst bei mir immer große Unruhe aus.

Während der Herr weiter in seine Zeitung starrte, nicht einmal zu mir hochschaute, sagte er mit rauer Stimme in einem Wiener Schmäh: »Woas is?«

»Mein Name ist Oliver Polak, ich bin hier über meinen Veranstalter eingebucht.«

Zum ersten Mal blickte mich der Portier an, legte mir einen Anmeldezettel auf den Tresen und sagte: »Bittschön, oalles gut leserlich eintragen bittschön.« Gut leserlich.

Der Rezeptionist teilte mir mit, dass die Flurbeleuchtung und der Lift kaputt seien. Dann stand er auf, nahm meinen Zimmerschlüssel und eine Taschenlampe aus dem Regal und erklärte mir, er werde mich zu meinem Zimmer bringen, ich solle ihm folgen. Wie er so vor mir durch die dunklen Gänge lief, streifte das schwache Taschenlampenlicht immer wieder sein Gesicht. Der Typ hatte eine enorme Ähnlichkeit zu Georg Kreisler. Alter! So psycho.

Er schloss die Zimmertür auf und verschwand wieder am Ende des dunklen Korridors. Ich betrat den Raum, knipste das schwache Deckenlicht an und dachte immer wieder: Olli, was machst du eigentlich hier? Warum? Die Zimmertür fiel hinter mir zu und ich sprach den Satz noch einmal laut aus: »Oliver, was machst du eigentlich hier?«

Eine Panikattacke überfiel mich, ich eilte ins Bad – oder eher: in den Raum mit Klo und Dusche. Kotzte das ganze Bad voll, die Toilette, die Dusche, mein Blick fiel auf den Kalk an den Armaturen und den verschimmelten vanillegelben Duschvorhang. Kotze everywhere. Alles drehte sich. Kurz ging es mir besser, ich atmete durch, dann durchfuhr mich ein weiterer Ruck, ich beugte mich wieder über die Toilette und kotzte, bis nichts mehr kam. Chili con Carne aus dem Deutsche-Bahn-Bistro mit Pepsi Light. Ich wischte mir die Kotze aus dem Bart und legte mich aufs Bett.

Da fiel mir ein, dass ich den Bett-Schrank-Schloss-Paranoiacheck noch nicht gemacht hatte. Eduard Zimmermann und die Gruselgeschichten aus meiner Kindheit veranlassen mich – einen siebenunddreißig-jährigen meganeurotischen Typen – nämlich dazu, jedes Mal, wenn ich in einem Hotelzimmer eincheck, den Kleiderschrank zu kontrollieren und zu schauen, ob dort ein Mörder auf mich wartet. Aber natürlich könnte er auch unter dem Bett liegen, deswegen bin ich immer sehr beruhigt, wenn ich ein Hotelzimmer mit einem dieser Betten bekomme, unter denen kein Zwischenraum ist, da das Bett als Versteck für den

Mörder dann schon mal hinfällig ist. Als Profi schaue ich natürlich auch immer im Bad nach, hinter dem zugezogenen Duschvorhang, den ich selbstverständlich nicht cool und langsam zur Seite schiebe, sondern ganz schnell, in angespannter Haltung, bereit, den Killer, der mir eventuell entgegenspringt, auf den Boden zu zerren und mit dem Föhn bewusstlos zu schlagen. Zumindest, wenn es nicht so ein Föhn mit kurzem Kabel ist, der fest in der Wand installiert ist.

Ich klopfte den Stoff der dicken Vorhänge, die rechts und links am Hotelfensterrand zusammengezogen waren, gründlich ab, um zu fühlen, ob sich vielleicht jemand dahinter versteckte. Dasselbe Prozedere findet natürlich auch jedes Mal statt, wenn ich meine Berliner Wohnung betrete, was zu Hause den praktischen Nebeneffekt hat, dass ich gleich feststellen kann, ob meine Putzfrau alles gut gesäubert hat. Manchmal, wenn ich spät nachts die Treppen zu meiner Berliner Wohnung hochgehe, höre ich die Stimme von Eduard Zimmermann, der einen Beitrag seiner Sendung kommentiert: »Der siebenunddreißigjährige Oliver P. stapfte am Abend des 7. Julis die Treppen seiner Altbauwohnung in Berlin hoch. Noch ahnte er nicht, dass es das letzte Mal sein würde, dass er diese Treppen hochsteigt ...«

Ich schloss meine Hotelzimmertür doppelt ab und stellte den Koffer von innen vor die Tür. Dann legte ich mich zurück aufs Bett. Ich blätterte durch mein Tourbuch und stellte fest, dass ich an diesem Abend in einem renommierten Kabarettladen in Frankfurt spielen sollte. Fuck, ich hasse deutsches Kabarett. Schon wieder so eine Fehlbuchung und Fragen über Fragen, die ich werde beantworten müssen. Erschöpft nickte ich ein, im Halbschlaf höre ich Publikumsstimmenfetzen:

»Du hast doch mit dem Judenthema angefangen, da musst du dich nicht wundern, wenn dir ein eisiger Wind entgegenweht!«

Das ist so, als würde ich einer attraktiven Frau sagen, dass sie sich nicht wundern solle, wenn sie vergewaltigt wird, da sie ja so gut aussehe. Womit ich gerade ungefähr achtzig Prozent des Korans erklärt habe, zumindest die Auslegung des Korans, die manche religiöse Analphabeten predigen – kleiner Service von mir, kein Ding.

»Herr Polak, das ist aber nicht politisch korrekt!«

Politisch korrekt. Ich glaube übrigens, dass man in Deutschland gar nicht schnallt, was die Grundidee von ›politisch korrekt‹ ist. Political correctness bedeutet hier, sich mit einem Missstand nicht auseinanderzusetzen. Kein Maßstab – eine Lüge. »Neger darf ich nicht mehr sagen, aber ich glaube immer noch, dass die alle klauen.«

Die Forderung nach Verboten ändert nichts am eigentlichen Missstand. Hauptsache, der Vorgarten sieht top aus. Ich bevorzuge Gags über Missstände, egal, wie die selbsternannte Moralhygiene-Kontrolle das findet. Sobald etwas unangenehm ist, wird es reglementiert. Humor darf in Deutschland oft nicht sagen, was er eigentlich sagen können sollte.

Deutsche Fernsehunterhaltung ist krank. Die Leute wollen einvernehmlich lachen, sie wollen keinen emotionalen Stress. Ob es in Deutschland überhaupt richtigen Stand-up gibt? Den meisten Komikern ist es wichtiger gemocht zu werden und sich anzubiedern, als das Publikum aufzurütteln und ihm zu sagen, dass es hässlich und langweilig ist, aber dabei eigentlich ganz nett wirkt. Humor kann eine leuchtende Fackel der Aufklärung sein, oder auch öde und einem auf den Sack gehen. I do not know.

Dave Attell, ein jüdischer, tabuloser Komiker, fragte mich vor ein paar Jahren in New York: »You are german and a Comedian?« Ein Riesenlacher im Ausland, weil Humor und Deutsch zusammenpassen wie Hitler und Juden. »But you are Jewish – I tell you 6 000 000 good reasons why that can't work, a German-Jewish comedian ...«

Bloß die Identität nicht thematisieren. Immer freundlich, immer auf Nummer sicher. Lieber freundlich als lustig sein!

Ich schreckte aus dem Halbschlaf, fuck, ich war schon spät dran, sprang aus dem Bett und packte meine Tasche, stopfte Hoodies und Jogginghosen für meinen Auftritt hinein, Magentabletten, viele Magentabletten, Talcid gegen mein Sodbrennen, das ich immer bekomme, wenn ich nervös werde. Wir müssten mittlerweile Zwanzigjähriges haben, Talcid und ich. Vielleicht würde Bayer mir ja eine Karte schicken ... Die Kosmetiktasche noch und die *Süddeutsche*, dann eilte ich los. Runter, den dunklen Flur entlang, durch das Hotellobbykabuff, zum hell erleuchteten Taxistand.

Obwohl ich in Frankfurt war, geriet ich nicht an einen pakistanischen Taxifahrer, sondern an einen freundlichen Türken. Ich bat ihn, mich schnell zum Theater zu fahren. Er schaute in den Rückspiegel und erkundigte sich, wo ich herkomme, zwinkerte mir zu und fragte: »Türkei?«

»Nein, meine Mutter kommt aus St. Petersburg, mein Vater aus Deutschland und ich bin jüdisch.«

Er schaute begeistert und erklärte mir in gebrochenem, schwer verständlichem Deutsch, dass mein Deutsch für einen Juden gar nicht so schlecht sei. Ich schwieg und blickte aus dem Fenster auf die Wolkenkratzer, die Banken, die großen Bäume und die alten Bauten. Frankfurt hat immer eine sehr beruhigende Wirkung auf mich, es ist für mich die einzige richtige deutsche Stadt nach Berlin. Frankfurt ist Getto, Nutten und Popkultur, Café *Karin*, Café *Maingold*, wo immer dieser dünne, weiße, gandalfartige Hund auf dem Sofa liegt, die Matzeball-Suppe im Maxie Eisen. Ich mag das.

Im Theater wartete schon meine ruppige Technikerin aus Berlin auf mich, Kerstin. Alles war bereits aufgebaut, die großen überdimensionalen Schäferhunde, der Backdrop, Mikroständer, die Konfettimaschine, die Nebelmaschine. Nur war niemand vom renommierten Kabaretttheater anwesend, der für irgendetwas verantwortlich gewesen wäre, und es gab weder etwas zu essen noch zu trinken. Erst nach dem

Soundcheck kam der größenwahnsinnige, überhebliche, pseudofreundliche Sohn vom Veranstalter zu mir und erklärte, dass sie das als alteingesessener Kabarettladen ja schon immer so machten, dass Künstler ihre Getränke – bis auf die lauwarmen, angebrochenen Wasserflaschen, die irgendwann mal Kohlensäure gehabt hatten und Backstage in Kisten standen – selbst zahlen müssten. Was mich in Anbetracht dessen, dass sie mir die vielleicht übelste Absteige im Bahnhofsviertel gebucht hatten, die ich natürlich auch selbst zahlen musste, da sie das ja als alteingesessener Kabarettschuppen, Sie wissen schon, nicht besonders verwunderte.

Ich setzte mich in den fensterlosen, ein Quadratmeter großen Backstageraum und wartete auf acht Uhr. Kerstin steckte ich einen Zwanni zu, damit sie sich etwas zu essen holte, ich konnte nichts essen. Meine Laune war am Tiefpunkt, mein Appetit im Deutsche-Bahn-Bistro. Ich zündete mir gerade eine Zigarette an, als der Veranstalter in die Garderobe kam und begeistert verkündete, die Show sei restlos ausverkauft. Dann bat er mich, meine Zigarette sofort auszumachen. Gastfreundlichkeit.

Ich fühlte mich unwohl. Kerstin kam rein und sagte mir, dass die Show in fünf Minuten beginne, und flüsterte mir noch zu, ich müsse es mit einem Ü-55-Publikum aufnehmen.

Ich zog meinen schwarzen Trainingsanzug an, schaute in den Spiegel, nicht nur aus Eitelkeit, nahm einen Zug von meiner wieder angezündeten Zigarette, und ging zum Bühnenrand, wo schon das Showintro lief.

In der Mitte der Bühne angekommen, hörte ich mich den Satz sagen: »Ich freue mich sehr, heute in Frankfurt zu sein«, während ich drüber nachdachte, ob das Dach des renommierten Kabarettheaters wohl hoch genug war, damit ich, sollte ich später springen, auch hundertprozentig tot sein würde und nicht im Rollstuhl enden musste.

Ich ratterte meine Gags runter und spürte nichts, die Leute lachten und grölten. Das Set, das ich an diesem Tag spielte, war in den ersten dreißig Minuten recht harmlos, danach zog ich die Schrauben um 360 Grad an. Das Kabarettpublikum, das es ja liebte, wenn deutsche Kabarettisten auf Zustimmung arbeiteten, verstummte.

Zwischen Hitler, Holocaust, Pädophilie und Rassismus wirbelte ich wie ein Tornado über die Bühne. Keine Lacher mehr, kein Applaus. Ich verabschiedete mich bei meinen Zuschauern mit den Worten, dass sie, wenn sie nicht mehr lachen wollten, keine Antisemiten seien, sondern nur humorlose Arschlöcher.

Meine Technikerin zog das Saallicht hoch und spielte *Lovin' You* von Minnie Riperton soft an. Ich eilte Backstage und kotzte Magensäure mit weißem Talcidschaum ins Klo. Talcid enthält Aluminium, sodass es mich nicht wundern würde, wenn ich mich irgendwann in einen Roboter verwandelte – Nr. 5 kotzt.

Dann setzte ich mich in den Backstageraum und starrte die Wand an. Ich erinnerte mich an Udo Kier,

71

der mal in der *NDR Talkshow* sagte, dass sich, wenn in den USA eine Mülltonne brennt, Leute drum herum stellen und den Gettoblaster anmachen, wenn aber in Deutschland eine Tonne brennt, man die Feuerwehr ruft. Ich glaube, an diesem Tag hätte man am liebsten die Comedygestapo gerufen, die mich straight ins Comedy-KZ gebracht hätte, dabei ist Deutschland ja schon mein Comedy-KZ. In Deutschland macht man am besten über gar nichts Witze.

Auf der Suche nach Kerstin ging ich ins Foyer des Theaters. Fast kein Publikum mehr da, keine dummen Fragen, nur ein nettes, so um die vierzigjähriges Pärchen, das mich vorsichtig ansprach und sich bedankte: »Herr Polak, wir würden Ihnen gerne noch etwas sagen.« Ich nickte und lächelte höflich, aber ich fühlte mich eher wie eine vergewaltigte rumänische Bahnhofsstrichnutte, die schon zweihundert Liter Sperma saufen musste und psychisch durch war. »Also, es ist so, wir, äh …« Ich versuchte, ihre Gedanken zu vervollständigen, und hörte mir selbst zu, wie ich ergänzte: »Eure Familie hat seit dem Zweiten Weltkrieg viel Dreck am Stecken …?« Sie, lächelnd: »Ja, genau, und es ist so schön, das alles einmal von Ihnen zu hören, so lustig.« Really? Ohne weiter drauf einzugehen, verließ ich das Theater. Kerstin wartete mit laufendem Motor im Sprinter und wir fuhren zurück ins Bahnhofsviertel.

Dieses Pärchen: Während ihnen das Blut noch an den Stiefeln klebte, kamen sie zu mir und sagten, wie lustig es doch gewesen sei. Ich ging immer mehr auf dem Zahnfleisch.

Wir aßen in einem türkischen Restaurant am Bahnhof, stumm kauten Kerstin und ich unser Essen. Ich betrachtete die Fotos, die an den Wänden hingen, alles Bilder von Prominenten, die angeblich schon hier, in diesem Laden, gegessen hatten. Christian und Bettina Wulff, Karl Dall und Bülent Ceylan, eine leichte Übelkeit schüttelte meinen Körper. Ich atmete tief ein und dachte mir: Gut, dass Therapeuten nicht solche Bilder aufhängen. In fast jeder Praxis in Berlin würde eins von mir hängen und es würde den Ärzten wahrscheinlich mehr schaden als nützen.

Kerstin und ich trennten uns, sie ging zu ihrem Hotel, ich in die Bar *Plank* gegenüber. Monotone minimalistische Technomusik meets unfreundliche Barkeeper mit Bärten, ganz in Schwarz gekleidet, in einer warmen, angenehmen Atmosphäre. Ich trank einen Moscow Mule nach dem anderen, Limejuice, Vodka, Ginger Beer und Gurke, bei meinem sechsten Drink dachte ich drüber nach, zurück zum Theater zu fahren und es anzuzünden. Nach einem weiteren Anflug einer Panikattacke entschied ich mich letztendlich dazu, die Bar zu verlassen und spazieren zu gehen. Es war eine kalte, verschneite Dezembernacht und ich lief in die Richtung der bunten, roten Lichter, Moselstraße, bog falsch ab und fand mich in einer Seitenstraße vor einem Café wieder, vor dem etwa dreißig Junkies in der Dezemberkälte standen. Ich fühlte mich, als wäre ich mitten in einen Christiane-F.-Flashmob hineingelaufen. Ich ging zurück zu den Nutten und schlenderte volltrunken aus der Kälte in ein Eroslaufhaus. Müde stieg ich ein Stockwerk nach dem andern hoch und dachte mir: Wenn mich die Sicherheitskameras jetzt aufnehmen ... Jämmerlich.

Im fünften Stock waren alle Türen bis auf eine verschlossen, ein vollbusiges Latinagirl, eher eine Frau, fragte mich, ob ich hineinkommen wolle. Ich überlegte keine Sekunde und taumelte in ihr Zimmer hinein. Streifte den Jogginganzug von mir, drückte ihr fünfzig Euro in die Hand und erklärte, dass ich keinen Sex, nur eine Massage wolle. Und zwar ohne Happy End. Nach diesem Tag konnte es kein Happy End mehr geben.

Sie hieß Leyla und war sehr liebenswert, gab mir die Ruhe und Wärme, die ich nach diesem abgefuckten Frankfurt-Tag benötigte. Nach einer halbstündigen Ölmassage bat sie mich, mich umzudrehen, und bot mir an, mich mit ihren Brüsten zu massieren. Ich wollte doch kein Happy End! Dennoch nickte ich. Als sie ihren BH öffnete, traute ich meinen Augen nicht. Auf ihrer rechten Brust hatte sie ein riesiges Tattoo: OLIVER. Ich war zwar angetrunken, doch trotzdem sehr irritiert. Polak, beruhige dich. Aber mein Name auf einer riesigen Brust! Ich fragte sie, bevor sie weitermachte, warum da Oliver stehe. Sie entgegnete, dass ihr Ex-Freund so heiße, und ich erkläre ihr, dass das mein Name sei. Sie glaubte mir nicht, ich unterbrach die Erotikmassage und zeigte ihr meinen Perso. Sie lachte und massierte weiter. Ich versuchte es hinauszuzögern, was immer gut funktionierte, wenn ich an die Scorps oder an die Menstruation von Erdmännchen denke. Doch ich war zu horny. Ich sah, wie sich die Spermaexplosion über die riesigen Brüste legte, wie Zuckerguss über einen Berliner. Sah, wie das Sperma auf meinen Namen quoll. Erbärmlich. Ich genierte mich, sammelte hastig meine Klamotten ein, verabschiedete mich von Leyla, die mir sagte, ich solle unbedingt wiederkommen. Ich ging durch das Laufhaus zurück auf die Straße und stapfte durch den Schnee zum Hotel. Das Tattoo. Oliver. Der Name, ein Besitzertattoo von ihrem Zuhälter? Kein schlechtes Gewissen. Kein schlechtes Gewissen. Dieser Tag in Frankfurt war anders.

Zurück im Hotel schaute ich ins Bad, hinter die Vorhänge, in den Schrank. Ich schloss die Tür zweimal ab und verrammelte sie wieder mit meinem Koffer. Ich war so betrunken, dass ich nicht einmal eine Schildkröte hätte einfangen können, aber zu wissen, dass ich nachgeschaut hatte, beruhigte mich.

Ich war kurz vor dem Einschlafen, da hörte ich ein Geräusch unter meinem Bett. Doch da war ich bereits in einem Stadium angelangt, in dem es mir egal war, ob ich mit meinem Mörder in einem Zimmer schlafen würde. Wenn, so dachte ich nur, würde der Typ hoffentlich nicht zögern.


Ich liege auf meinem Krankenhausbett. Die Spatzen zwitschern, unten höre ich eine Schneeräummaschine, die wohl gerade zurücksetzt, da sie ein krass lautes Sirenengeräusch von sich gibt. Draußen ist es sehr dunkel. Kein schöner Tag, auch was das Wetter angeht. Carpenters' *Rainy days and Mondays*-mood. Ich habe keine Lampe angeknipst. Auch in meinem Zimmer ist es dunkel, in mir, in meiner Seele.

\*

Ich bin nervös wegen dieser Psychodramagruppe. Heute ist meine erste Sitzung und am meisten stresst mich, dass da noch andere sein werden. Die Einzelgespräche mit Doc Hollywood laufen gut, aber Seelen-Striptease vor eine Gruppe? Ohne Applaus und Lacher? Totaler Abfuck. Ich will das jetzt nicht.

Andrerseits geht es mir immer noch schlecht. Ich stehe auf und öffne die Zimmertür, drücke dabei die Klinke mit dem Ellenbogen herunter, damit ich sie nicht anfassen muss, und versuche meinen Arm in den Zwischenraum von Klinke und Tür einzuklemmen und zu ziehen, damit die Tür aufgeht. Mein Vater, der Hygieneneurotiker in mir. Nein, ich ekle mich einfach davor, in einem Krankenhaus irgendetwas anzufassen, dafür brauch ich keine Hygieneneurose.

Ich gehe den Flur entlang, vorbei am Schwesternzimmer, zu den Aufzügen. Neben einer traurigen Gummipalme warte ich fünf Minuten auf den Lift. Bling. Tür auf. Ich rein. Tür zu. Abwärts. Erdgeschoss. Ich suche den Raum der Psychodramagruppe. Nummer 123. Ein Schild mit der Aufschrift »Psychodramagruppe, bitte nicht stören« hängt an der Tür.

Ich klopfe vorsichtig drei Mal. Höre ein »Ja, bitte?«
einer älteren, rauchigen Stimme. Ich öffne die Tür.

Acht Patienten und eine dunkelhaarige ältere
Dame um die siebzig, klein und zierlich, sehr elegant
gekleidet, haben einen kleinen Kreis im Raum gebildet und glotzen mich an. Die ältere Dame stellt sich
mir vor, hält mir ihr Namensschild wie ein Schwert
entgegen, auf dem gut leserlich steht: »Frau Mann«.
Sie sagt, dass sie die Therapeutin sei, und fragt nach
meinem Namen.

»Polak.«

»Herr Polak, stellen Sie sich doch zu uns in den
Kreis. Wir werfen jetzt einen Tennisball von Patient
zu Patient, dann stellen wir uns vor und versuchen
in einem Satz zusammenzufassen, in welcher Verfassung wir heute hier ankommen.«

Der Ball fliegt von einem Patienten zum nächsten,
Vorstellung, Gemütszustand und dann interveniert
Frau Mann auch schon und versucht, das Gefühl der
jeweiligen Person, ihre Emotionen zu hinterfragen,
oder eher: zu demontieren. Weichlich geht anders.

Obwohl ich erst fünf Minuten in diesem Raum
bin, wird mir klar, dass das hier auf einem sehr inten-
siven, wenn nicht sogar auf einem intellektuellen, fast
schon philosophischen Level stattfindet, ohne Netz
und doppelten Boden. Die Aggression, die von mir
nach außen schießt, wird zurück auf mich gerichtet,
gegen mich.

Ich bin der Letzte in der Vorstellungsrunde. Ein älterer Herr wirft mir den Ball zu und trifft mich di-

rekt im Gesicht. Spast. Ich öffne langsam die Augen, schaue in die Runde, mein Blick streift die Gesichter der Mitpatienten, ein dünnes, kleines Mädchen, ein grobschlächtiger alter Berliner, ein junger Boy im Carhartt-Shirt, eine Frau, Typ 80er-Jahre-Sylt-Pädagogin, und noch vier andere. Ich fühle mich nicht geborgen, aber auch nicht unwohl. Vom Ball und der Gesamtsituation überrumpelt, stelle ich mich vor. Während ich anfange zu sprechen, frage ich mich, wer hier wirklich spricht, ob ich es bin oder die Rolle, die ich in den letzten vier Jahren angenommen habe.

»Mein Name ist Oliver Polak, ich bin auf der Station 10c, ich bin siebenunddreißig Jahre alt und bin wegen ... also.« Ich stutze, denn ich möchte das Wort Depression nicht benutzen. »Ich bin wegen Niedergeschlagenheit hier, Erschöpfungszuständen, Ängsten, Panikattacken, Orientierungslosigkeit.«

Die anderen schauen mich an, als würden sie denken: noch einer. Frau Mann blickt mir direkt in die Augen: »Und warum glauben Sie, dass diese Gruppe das Richtige für Sie ist?«

Benebelt von Tavor und meinen Emotionen fällt mir keine Antwort auf die Frage ein. »Ich weiß es nicht«, gestehe ich, »aber ich hoffe, dass ich hier für mich weiterkommen kann.«

Die Therapeutin ist sehr freundlich und gleichzeitig sehr kalt und abgegrenzt. Ich sehe direkt meine Mutter vor mir, eine Person, die mich bestrafen will. Das ist so ein grundsätzliches Problem von mir, dass ich in einem Großteil der Frauen, die mir in meinem mo-

mentan verkackten Leben begegnen, meine Mutter
sehe. Wahrscheinlich hat die Therapeutin das gleich
gemerkt und spielt die Rolle weiter. Dass die anderen da sind und man nicht alleine ist und jeder offen
spricht, versprüht ein Grundverständnis.

Den Rest des Tages verbringe ich im Bett, obwohl ich
in Bewegung sein sollte. Ich bin erschöpft.

Am Abend höre ich Weihnachtsgesänge, die aus
einem Hinterhof zu unserem Zimmer hochschallen.
*Oh Du Fröhliche*, genau der perfekte Song, den man
in einer Psychiatrie kurz vor dem Einschlafen hören
möchte.

## Dritte Klinikwoche

Abrupt wache ich auf. Fuck. Ich muss übermorgen im *Quatsch Comedy Club* auftreten, ein Engagement, das schon lange steht. Hatte ich vergessen. Unruhe durchfährt meinen Körper, ich denke an das Geld, das ich dringend brauche, da ich seit Monaten nicht mehr gearbeitet habe. Ich muss diesen Auftritt spielen. Aber wie? Ich bin im Moment nicht einmal in der Lage, nach draußen zu gehen, geschweige denn, mit Menschen zu kommunizieren. Und jetzt soll ich vierhundert Leute zum Lachen bringen? Nein, Mann, ich will Ruhe, einfach nur Ruhe. Nicht über irgendeinen Gag, einen Oneliner, eine neue Idee für mein Buch, eine neue Show nachdenken. Ich kann das nicht mehr, ich will das nicht mehr. *I can't take it no more.*

Es sind diese vielen ganz bestimmten Momente, die mich in den letzten Jahren so abgefuckt haben. So wie diese Begegnung ein paar Wochen bevor ich in die Klinik kam, als ich spät nachts noch in der *King Size Bar* war, eine Szene-Bar in der Friedrichstraße, da ich nicht schlafen konnte. Ich betrat die Bar, trank zwei Hendricks Gin Tonic ohne Gurke. Knallte gut, in Kombination mit dem Mirtazapin. Ich unterhielt mich mit dem Türsteher. Dann tauchte dieser ehemalige, mittlerweile runtergekommene Fernsehmoderator auf. Wir kannten uns noch von früher und hatten noch nie ein gutes Verhältnis. Damn. Dieser Typ hatte die Aura eines SS-Offiziers, der Inbegriff der deutschen Hässlichkeit.

Er fing einen Small Talk an und fragte mich, ob ich die *Schindlers-Liste*-Nummer von Louis C.K. kenne.

Natürlich kannte ich sie: Louis C.K. ist in Connan O'Briens Latenighttalk zu Gast und beschreibt die Szene aus *Schindlers Liste*, in der ein kleines, süßes Mädchen den Juden, die gerade die Züge verlassen und am Eingangstor des KZs stehen, laut und aggressiv »Goodbye Jews!« zuruft. Louis C.K. fragt sich, wie viele von solchen kleinen, süßen Mädchen Steven Spielberg wohl gecastet haben muss, bis er das eine gefunden hat, das dieses »Goodbye Jews!« so aggressiv rufen kann.

Ich nickte also bejahend, unsicher, fast schon eingeschüchtert, der Moderator lachte und schrie immer lauter und immer wieder: »Goodbye Jews! Goodbye Jews! Goodbye Jews!« Er lachte laut, so ein Zu-sich-selbst-Lachen, und dann schrie er wieder: »Goodbye Jews!«. Als er damit fertig war, fragte er mich, ob er einen Schluck von meinem Drink trinken dürfe. Ich nickte, keine Ahnung, warum, und reichte ihm mein Glas. Zu spät merkte ich, dass er beim Trinken so backwash-mäßig subtil seine Spucke in mein Getränk laufen ließ. Anschließend erklärte er mir, was für ein lächerlicher Typ ich sei, eher eine deutsche Kartoffel als ein Jude, und dass ich ruhig auf dem Ticket des Holocausts reisen solle, es werde mir ja eh nichts bringen.

Das sind diese Momente, in denen ich dem anderen zuhöre und versuche, ihn zu verstehen. Wobei es eigentlich meine Pflicht wäre, dem Gegenüber noch asozialer zu begegnen, als er es jemals zu träumen wagte.

Es gibt zwei Arten von Juden der After-HC-Generation: zum einen die, die dadurch hart geworden sind und bei jedem Funken von Antisemitismus aufspringen und ihn förmlich in der Luft zerreißen. Anstrengender Job, aber eine Notwendigkeit. Und dann gibt's zum anderen die Jews, die sich eher ins Schneckenhaus zurückziehen, verständlicherweise müde vom permanenten Kampf sind, weil sie sich, wenn sie berechtigt ausflippen, schuldig fühlen, manch anderem die Party zu vermiesen.

Ich hätte dem drittklassigen Moderator direkt aufs Maul geben sollen, nur fühlte ich mich zu weak.

Es geht nicht um Recht oder Unrecht, um jüdisch oder nicht jüdisch. Es geht um Pietätlosigkeit.

Ich habe viele HC-Überlebende getroffen und nicht ein Einziger von ihnen hat auch nur ein Wort über die Vergangenheit verloren, obwohl ihnen mindestens ein ganzer Fernsehkanal hätte zustehen müssen.

Manchmal fühle ich mich, als ob ich etwas erklären, rechtfertigen oder mich sogar noch entschuldigen müsste, dafür, dass ich sie an die Geschichte Deutschlands erinnere. Erklären? Rechtfertigen? Entschuldigen? Wofür? Als würde man sich an mir therapieren. Beschmutzt wie eine Pornodarstellerin, die eine riesige Bukkakeladung abbekommen hat. Ihre Unterstellungen sind krankes Sperma und manchmal dauert es echt lange, bis ich es aus meinem Gesicht gewischt bekomme!

Ich hab drei Jahre in England gelebt, war oft in den USA, dort ist es einfach normal, wenn man erwähnt, dass man jüdisch ist. So normal wie sexuelle Vorlieben, Lieblingsbands oder Fußballklubs. Eine sehr sachliche Auseinandersetzung mit den Dingen, im Gegensatz zu Deutschland, wo, sobald du erwähnst, dass du jüdisch bist, einfach alles und noch viel mehr in den Holocaustmixer geworfen wird. Die Leute legen dir, als Jude, Dinge in den Mund, Thesen auf die Zunge und schieben dir Gegenstände in den Arsch, damit sie dich später wegen Diebstahl anklagen können! Wie bei dieser ewigen, immergleichen Beschneidungsdebatte. Das geht dann von der Beschneidung über den Holocaust nach Israel in nur drei Sekunden. Ich habe schon überlegt, ob ich mir nicht in Schlomos Tattoo-Studio »Opfer« über meine Schulterblätter tätowieren lassen soll. Allerdings sind Tattoos im Judentum verboten, zu blöd! Laut Thora soll man seinen Körper so lassen, wie Gott ihn geschaffen hat – was ich angesichts meiner momentanen Fettleibigkeit für eine Frechheit halte.

Während ich hier liege und über all das nachdenke, spüre ich den Angstschweiß auf meiner Stirn. Ich mache mir Sorgen, dass die Leute, die den *Quatsch Co-*

*medy Club* leiten, von meinem Gesundheitszustand erfahren könnten. Obwohl sie cool sind, geht meine Paranoia so weit, dass ich denke, dass sie mich vielleicht dann nie wieder buchen, da sie denken könnten, ich sei ein zu großes Risiko für sie. Ich bin da oft aufgetreten. Viele Auftritte waren cool, andere eine Katastrophe.

Ich werde durch das SMS-Geräusch meines Handys aus meinen Gedanken gerissen. Ich öffne die SMS, sie ist von Sunny. »Hey Pandalf, ich hoffe, es geht dir schon so viel viel besser. Komme bald wieder und vermisse dich soooooooo stark. Hugs«.

Gerade will ich mein Handy auf den Nachttisch legen, da klingelt es: eine mir unbekannte Berliner Nummer. Ich nehme mit leiser Stimme den Anruf entgegen, ein Journalist einer Berliner Tageszeitung. Wir hatten einen Interviewtermin, hatte ich völlig vergessen. Oh Mann.

Während ich rätsle, wie ich das Telefonat selbstbewusst durchstehen soll, beantworte ich bereits automatisch seine Fragen, hauptsächlich mit Ja und Nein, oder mit nur wenigen Worten. Darf man Witze über den Holocaust machen? Finden Sie sich selbst lustig? Würden Sie lieber in Israel wohnen? Was dürfen Sie, was andere nicht dürfen? Was sagen Ihre Eltern zu Ihrem Buch? Warum tragen Sie Jogginghosen? Über was darf man keine Witze machen? Was sagt Michel Friedmann zu Ihrem Buch? Warum suchen alle deutschen Juden immer das Mitleid der Öffentlichkeit? Ich unterbreche ihn.

»Ich glaube, ich habe die letzte Frage nicht verstanden.«

Er wiederholt sie geduldig: »Warum suchen alle deutschen Juden immer das Mitleid der Öffentlichkeit?

Mein Arm, der das Handy hält, sinkt langsam nach unten, von weiter weg höre ich nur noch ein »Hallo? Herr Polak? Herr Polak?« Wertloses Stück Scheiße.

Ich stelle mein Handy aus und starre aus dem Fenster, denke an meine ersten Tage in Berlin, ich bin jetzt zehn Jahre in dieser verkackten Stadt. Hasse ich diese Stadt? Hasst die Stadt mich? Hasse ich mich? Vielleicht muss ich einfach weg aus Berlin.

Ich weiß nur, dass ich eine tiefe Verbundenheit meinem Vater gegenüber verspüre, er hat nun mal diese Zeit miterleben müssen, er hat seine komplette Familie bis auf seine Schwester und zwei Großcousins verloren.

Diese verhurte Angst, das ist genau der Ort, wo sie herkommt. Wie verfickte Angstinfusionen, die mir seit siebenunddreißig Jahren ständig verabreicht wurden. Der Arzt muss ein sehr guter sein, denn die Einstiche spüre und sehe ich nicht. Nur die Angst – sie ist da! Niemand rafft es, wie auch, ich spreche ja eh nicht mehr drüber, denn wenn du zu oft auf Unverständnis stößt, dann hältst du die Schnauze und datest die Angst alleine! Man will einfach nur seine Emotionen in Worte fassen, und kein richtig oder falsch von einem schuldkomplexbeladenen Typen ohne Zivilcourage hören.

Als ich am Abend des nächsten Tages mit Dr. Grünzweig im Wintergarten sitze, fällt mir wieder ein, was ich die ganze Zeit versucht hatte zu vergessen: »Dr. Grünzweig, eine Sache. Sie wissen ja, dass ich gerade finanzielle Probleme habe, da ich schon seit vier Monaten nicht mehr arbeiten kann. Nun, wie soll ich sagen, es ist so, dass ich morgen im *Quatsch Comedy Club* gebucht bin und mir nicht leisten kann, dort nicht aufzutreten. Gibt es irgendeine Möglichkeit, dass ich den Auftritt wahrnehmen kann? Ich muss das tun, mir bleibt keine andere Wahl.«

»Herr Polak«, entgegnet mir Grünzweig kopfschüttelnd, »Sie sind in einem völlig desolaten Zustand! Sie nehmen starke Medikamente, Beruhigungsmittel, sind schwer depressiv! Sie befinden sich in einem Krankenhaus, einer Psychiatrie, das hat einen Grund, da können Sie nicht einfach raus und irgendwo in der Welt herumspazieren. Wie sollen wir, wenn etwas passiert, das der Krankenkasse erklären?«

»Ich weiß«, antworte ich, »aber ich muss das tun! Können wir es nicht so machen, dass ich da hinfahre, mit niemandem drüber spreche, auftrete und zurück ins Krankenhaus komme? Es ist nicht so ein Stress für mich, da aufzutreten, ich weiß ja, was ich tue. Also auf der Bühne.« Ein »Glaube ich« am Ende des Satzes vernuschele ich.

»Sie wollen da also wirklich auftreten? Wie spät ist das?«

»Der Auftritt ist um 20.30 Uhr, das Finale um 22 Uhr. Und wenn ich mir ein Taxi nehme und danach direkt hierherkomme, kann ich um 22.20 Uhr wieder im Krankenhausbett sein«, verspreche ich ihm.

Er schaut mich an, es ist still. Grünzweig atmet tief ein und wieder aus: »Ich werde mit dem Chefarzt reden und versuchen, ihn davon zu überzeugen, dass das klappt.«

Mit diesen Worten verlässt er den Wintergarten.

*

11 Uhr, ich muss wieder zur Psychodramasitzung. Ich freue mich fast.

Dieses Mal bilden wir mit unseren Stühlen einen Halbkreis und setzen uns. Frau Mann fragt in die Runde, ob es noch Anmerkungen zur letzten Stunde gebe. Ein blonder, großer Typ – ein richtiger Mann – sagt, er drehe sich im Kreis, komme nicht voran und stecke irgendwie fest. Ich höre ihm zu und weiß genau, was er meint. Frau Mann unterbricht ihn: »Wenn Sie hier angedüst kommen und sagen: Ich fühl mich schuldig, ich bin leer, ich bin traurig – dann heißt das, Sie kommen aus dem Kreisverkehr nicht raus. Sie müssen zu sich selbst kommen. Das kindliche Kreisen um ein und dasselbe muss ein Ende haben. In Krisen geraten wir durch Irritationen, durch das Älterwerden, durch Entscheidungen, die wir gar nicht getroffen haben, wenn wir festgestellt haben, dass wir das gar nicht wollten. Wir müssen nur die Notbremse ziehen. Es geht um Sie, es geht um Sie und darum, was für einen Klärungsprozess Sie machen. Kommen Sie mir nicht mit Drama.«

Sie hat verbal gegen den Typen geknockt und der wacht hier gerade ein klitzeklein wenig auf. All das, was sie ihm gesagt hat, habe ich genau so angenommen, denn es trifft zu neunzig Prozent auch auf mich zu.

»Diese Predigt war nicht nur für Sie, Herr Schlump, auf eine bestimmte Art betrifft sie jeden hier in der Runde«, erklärt Frau Mann prompt. »Weil Sie alle so festgezurrt sind. Dieses Verkantetsein braucht Erste Hilfe. Ich möchte, dass Sie aufwachen und nicht weglaufen vor Ihrem Leben. Dass Sie Verantwortung übernehmen. Fehlerfreundlichkeit ist das Stichwort. Wir müssen aus Fehlern lernen. Sie fühlen sich schuldig, aber bleiben Sie fehlerfreundlich und übernehmen Sie die Verantwortung. Dass Sie nicht hören wollen, was ich Ihnen sagen will, das glüht mir entgegen, doch ich gebe es Ihnen glühend zurück, denn es gehört Ihnen.«

Stille im Raum, alle sind wach, zu hundert Prozent anwesend. Wenn es von dieser Frau Millionen geben würde, würden wir in einer gesunden Welt ohne Tabletten leben. Vielleicht wären wir dann auch eine Armee ohne Ecken und Kanten. So viele zusammenhangslose Gedanken in meinem Kopf.

Eine Dame, sie ist um die fünfzig, berichtet, dass sie es nicht schafft, sich von ihren Eltern zu lösen und ihrer großen Liebe, die in Leipzig lebt, entgegenzutreten, auf Augenhöhe. Frau Mann interveniert, es geht ums Loslassen, darum, aus dem alten Bahnwaggon aus- und in einen neuen einzusteigen. Ich hasse Bahnwaggons.

Es geht darum, Verantwortung zu übernehmen, immer wieder, immer wieder Verantwortung zu übernehmen.

Die eineinhalb Stunden verfliegen sehr schnell. Ich blicke aus dem Fenster und sehe den Schnee, der fällt. Ich träume, ich denke an meine Eltern. An meinen Vater.

»Herr Polak, jetzt haben wir hier so lange alle miteinander gesprochen, nur Sie waren abwesend. Und wir wissen noch gar nicht, wer Sie sind.«

Ich denke, dass ich genau das auch gerne wüsste, schaue Frau Mann an, sie erwidert meinen Blick, lächelt.

»Haben Sie Geschwister?«

Ich nicke. »Eine Schwester.«

»Wie alt ist sie?«, fragt Frau Mann.

»Dreißig«, antworte ich, »sie ist jünger als ich.«

Frau Mann macht eine Pause, es ist ganz still im Raum. Dann sagt sie mit ihrer rauchigen Stimme: »Ihre Schwester ist sehr, sehr stolz darauf, dass sie einen so tollen, tollen Bruder hat. Sie schaut zu ihrem großen Bruder auf, ihre kleine Schwester.«

Da breche ich plötzlich in Tränen aus. Ich kann nicht aufhören zu weinen, die Tränen fließen und fließen.

Meine Schwester, ich mag sie so, aber irgendwie kennen wir uns gar nicht wirklich. Sie war ein Jahr alt, als ich acht wurde, als sie acht wurde, war ich fünfzehn, sie war fünfzehn und ich zweiundzwanzig, sie dreiundzwanzig und ich dreißig, jetzt bin ich siebenunddreißig und sie dreißig.

Als die Sitzung zu Ende ist, stellen alle die Stühle

an ihre ursprünglichen Plätze und strömen aus dem Therapieraum zum Mittagessen. Ich nehme meine Jacke, blicke noch mal zur Therapeutin rüber, die irgendwelche Zettel ausfüllt, suche vergeblich ihren Blick und schlurfe schließlich in meinen Adiletten Richtung Ausgang.

Ich bin aufgewühlt. Eichhörnchen-*Shrek*-Esel-*Ice-Age*-Scrat-Modus. Tausend Gedanken schießen mir durch den Kopf. Warum hat sie zum Schluss meine Schwester erwähnt? Warum sagte sie, dass sie bestimmt sehr stolz auf mich sei? Warum bin ich in Tränen ausgebrochen? So geweint hab ich sehr, sehr lange nicht mehr, fast eine Befreiung. Ich hatte immer größte Paras vor so einer Gruppe, aber ich habe geschnallt, dass Menschen am Ende oft sehr ähnlich sind und es egal ist, mit wem die Therapeutin spricht, wenn man zuhört und reflektierend versteht, kommt man auch mit der Geschichte eines anderen Menschen zu sich zurück.

Ich laufe in das Waldstück neben dem Krankenhaus. Erster Schnee liegt auf den Bäumen und es ist still. Ich muss an meinen Papa denken, sein Leben, seine Geschichte, seine Gefangenschaft im Konzentrationslager, an das Leben, das er in Papenburg nach dem Krieg wieder aufgebaut hat. Ich wurde oft gefragt, gerade von Juden, warum mein Vater zurück nach Deutschland gegangen sei. Die Antwort von ihm war immer, dass sie ja wussten, dass der Krieg vorbei war, und dass er nach Hause wollte. Nur nach

Hause. Zum Regenerieren, zum Zurruhekommen. Deutschland, Papas Zuhause.

Mein Vater wurde am Ende des Krieges aus dem Konzentrationslager Stutthof-Burggraben bei Danzig von den Russen befreit. Dennoch brauchte er für seine Rückkehr nach Papenburg vier Jahre. Eine Verkettung unglücklicher Umstände, Missverständnisse, gesundheitlicher Einschränkung und politischer Querelen im Nachkriegseuropa führte seine Odyssee weiter von Gorki nach Odessa, von Odessa in ein rumänisches Internierungslager und schließlich über Ungarn und Österreich mit Zwischenaufenthalten in verschiedenen Lazaretten und Krankenhäusern zurück nach Norddeutschland ins Emsland. Ein halbes Jahr vor seiner Rückkehr hatte er einen Brief an seine alte Heimatadresse gesendet und Wochen später bekam er einen Brief zurück, von seiner Schwester, die auch überlebt hatte und ihm mitteilte, dass alle anderen tot waren. Sein Vater, seine Stiefmutter, Tanten, Onkel, alle! Dort hatte seine Schwester tatsächlich auf ihn gewartet und ihre Aussiedlung in die USA aufgeschoben. Mein Vater entschied sich, ebenfalls, wie meine Tante, nach Amerika auszuwandern.

Er machte sich auf den Weg nach Papenburg, wo er erst einmal zur Ruhe kommen konnte. Seine Schwester hatte alles für die Ausreise in die USA vorbereitet, doch als mein Papa zu einem Typen ging, der Visa ausstellt, bekam er keine Erlaubnis. Nicht, weil es einen wirklichen Grund gab, nein, sondern weil fast alle Menschen immer noch Nazis waren. Denn das

Judenbild, das über die Jahre kreiert und gefüttert worden war, war da, ob du Nazi warst oder nicht.

Glück in Deutschland finden? Hat es jemals glückliche jüdische Familien in Deutschland gegeben? Anna-Karenina-Prinzip: *Alle glücklichen Familien gleichen einander, jede unglückliche Familie ist auf ihre eigene Weise unglücklich,* schrieb Tolstoi. In Deutschland ist es in jüdischen Familien genau umgekehrt; bzw.: Es gibt nur unglückliche jüdische Familien und sie sind immer aus demselben Grund und auf die gleiche Weise unglücklich.

Deutschland hat Tolstoi in seine Rechnung nicht mit einbezogen. Juden und Russland gehen eh so gar nicht zusammen. Tolstoi – vielleicht doch besser *Toy Story.* Harmonischer! *Harmonie ist eine Strategie?*

Geil sind auch die Leute heute, die immer sagen: »Ich bin gegen Nazis!«, und wenn du dich dann eine Weile mit ihnen unterhältst, werfen sie plötzlich mit den absurdesten rassistischen oder auch antisemitischen Thesen um sich. Da sind mir Nazis dann doch lieber.

Die Leute hauen schnell einen Sticker auf etwas, oft ohne sich wirklich mit der Sache auseinanderzusetzen, und schieben es dann zur Seite, weil es ihnen Angst macht oder weil es ihnen schlichtweg egal ist.

Mein Papa lebt seit dem Ende des Zweiten Weltkriegs bis heute in Papenburg. Wer bin ich, dass ich mich über seine Entscheidung, dort zu leben, stellen würde? Ich fand es immer seltsam, kann aber nachvollziehen, dass man nach sieben Jahren KZ auch einfach nur Ruhe sucht. Ob er die in Papenburg wirklich gefunden hat, das weiß ich nicht. Denn er hatte keinen einzigen jüdischen Freund dort. Niemand, mit dem er über das Vergangene sprechen konnte und der wirklich verstehen würde.

Neunundvierzig Jahre lang war er Besitzer eines der größten Textilgeschäfte in Papenburg. Papa erzählte mir, dass die Leute nach dem Krieg keine Kleidung hatten und Stoffe brauchten. So fuhr er mit seinem Fahrrad, das er auf dem Dach des Zugs verstaute, nach Rheine und besorgte Stoffe. Zurück in Papenburg fuhr er mit seinem Fahrrad von Tür zu Tür und verkaufte die Stoffe aus seinem Fahrradkorb, der vorne am Lenker hing. Wie bei Elliotts Fahrrad.

Ich denke an die Wärme der Stoffe, die Wärme, die er den Leuten wiederbrachte. Für mich unvorstellbar, an den Türen derjenigen zu klingeln, die bei meiner Deportation tatenlos zugeschaut haben. Irgendwie hat er die Papenburger gerettet. Ihre Kälte mit warmen Stoffen kaschiert.

In einer Stunde muss ich im *Quatsch Comedy Club* sein. Keine Ahnung wie, aber Grünzweig hat es geschafft, Lampinger zu überreden, dass ich dort auftreten darf. Während ich durch den Schnee zurück in die Klinik stapfe, merke ich, dass ich sehr traurig bin. Ich bin immer traurig wenn ich an Papas Geschichte denken muss.

Es ist halb Sieben. Ich packe meine Tasche, verstaue die Notmedikation, setze meine Brille auf und ziehe mir ein Cap tief ins Gesicht, gehe durch den grell erleuchteten Gang, vorbei am Schwesternzimmer, wo mir Bella noch »Alles Gute und viel Spaß heute Abend!« zuruft.

Als Komiker verdiene ich meinen Lebensunterhalt damit, dass ich Menschen zum Lachen bringe. Comedian, Stand-up-Comedian, Old School, Saturday Night Live, Standmikrofon, Barhocker, eine rote Mauer im Hintergrund. Aber auch die Anglizismen können nicht über den Kern des Geschäfts hinwegtäuschen. Die Leute zahlen dafür, dass sie über mich lachen. Und im besten Fall klappt der Deal.

Comedians gibt es wie Sand am Meer. Sie tingeln durch die Kleinkunstbühnen der Republik, füllen Konzerthallen, blockieren die Prime-Time im Fernsehen, es strömen achtzigtausend Fans ins Berliner Olympiastadion.

Man hat das Gefühl, jemand muss nur laut »Pipi« oder »Scheide« rufen, sich Gel in die Haare schmieren und ein enges T-Shirt mit der eigenen Internet-Adresse darauf anziehen, und schon wird er auf eine Bühne gestellt. Dann Politikerstimmen imitieren, gerne mit Dialekt. Proll-Türken nachmachen geht auch immer. Oder Ossis. Zur Not Witze über Heidi Klum. Wer dann noch ein Wörterbuch auf den Markt bringt, hat es geschafft: Mensch – Schwachsinn; Schwachsinn – Mensch.

Ich bin jüdischer Komiker. Kenn ich, gibt's schon,

denkt man vielleicht. Woody Allen, Jerry Seinfeld, Sarah Silverman, um nur einige zu nennen. Stimmt. Sind aber alles Amerikaner und keine Deutschen.

Die Reaktionen, die durch die Tatsache, dass ich ein deutsch-jüdischer Comedian bin, hervorgerufen werden, sind vielfältig und reichen von Entrüstung und blankem Entsetzen über Mitleid bis hin zu heiteren Gefühlslagen: das hintersinnige Lächeln, das debile Grinsen, das Lachen der Befreiung. Deutschland ist 1945 befreit worden. Auschwitz auch. An der Befreiung des deutsch-jüdischen Verhältnisses gibt es allerdings noch einiges zu tun.

Es gibt die geschockten Geschichtslehrer mit den Rotweingläsern und Kordjacketts. Sie erwarten keinen Komiker, sondern einen Kabarettisten. Ein Kabarettist ist wie *Spiegel Online*, bloß ohne Pointen. Jemand, der in launigen Worten die Lage der Nation oder gleich die Weltlage erörtert. Die ist übrigens immer schlecht. Das weiß der Kabarettist und das weiß das Publikum des Kabarettisten. Und darüber machen sie dann Insiderwitze und am Ende fühlen sich alle ganz kritisch und ganz wohl. Aber immer beides gleichzeitig.

Ohne stecken zu bleiben, fahre ich mit dem Aufzug nach unten. Zwei Mitpatienten, die mich mit der Tasche zum Ausgang gehen sehen, sind sichtlich irritiert, wahrscheinlich denken sie, dass ich flüchte. Ich ignoriere sie und steige ins Taxi, bitte den Fahrer, mich zum Friedrichstadtpalast zu bringen. Im Autoradio läuft Radio Fritz vom RBB, Caro Korneli moderiert, ihre Stimme mochte ich immer schon so gerne, sie hat etwas Beruhigendes, etwas so Warmes, Vertrautes, fast schon Heimeliges, ich atme tief ein und aus. Sie stellt in ihrer Sendung die neue Platte von James Blake vor und moderiert den Track *Overgrown* an. Ich bitte den Taxifahrer, die Musik so laut, wie es für ihn erträglich ist, aufzudrehen.

Wir fahren vorbei am Ernst-Reuter-Platz, über die Straße des 17. Juni, dann vorbei am Reichstagsgebäude, am Kanzleramt, durch die Reinhardtstraße, direkt auf den hell erleuchteten, blinkenden Friedrichstadtpalast zu, in dem sich der *Quatsch Comedy Club* befindet. Mit Tavor vollgepumpt, ruhiggestellt, James Blake dröhnt aus den Boxen, schaue ich in die aufflackernden Showlichter und auf das große orangene Q. Showtime. Fühle mich eher wie Slowtime.

Wir halten am Künstlereingang des Friedrichstadtpalasts, ich bitte den Taxifahrer, mich hier um 22.15 Uhr wieder abzuholen. Er versichert mir, nachdem ich ihm eindringlich erklärt habe, wie wichtig das ist, dass er pünktlich sein werde und dass ich mich auf ihn verlassen könne. Er gibt mir für alle Fälle noch seine Handynummer.

Ich schlurfe in den Palast, vorbei an den Sicherheitsleuten, die in so einem kleinen Glaskasten sitzen und mich weder nach meinem Ausweis, meinem Ziel noch nach sonst irgendetwas fragen. Irgendwie beunruhigend, ich habe das Gefühl, dass wirklich jeder einfach so reinlatschen kann. Gut, dass Tom hier nicht arbeiten muss.

Weiter durch die langen Korridore, wo die Friedrichstadtpalasttänzerinnen an mir vorbeistolzieren. So viele Federboas. Ich gehe die Treppen hinunter durch weitere zwei Gänge, das ist ein riesiger alter Bau, in dem noch so viel dreckige Geschichte drinsteckt. Je näher ich dem *Quatsch Comedy Club* komme, desto nervöser werde ich. Mein Atem ist laut und schnell. Angekommen in meiner Garderobe schließe ich die Tür hinter mir ab. Ideal wäre es, wenn ich bis zum Auftritt niemanden sehen müsste. Ich packe meine Tasche aus, schalte das Neonlicht an der Decke ab und die Glühbirnen am Spiegel an. Ich öffne iTunes und klicke auf Bill Evans *You must believe in Spring* repeat, ein langsamer Walzer in H-Dur.

Ich schaue in den Spiegel und sehe darin das große Siegfried-und-Roy-Plakat, das hinter mir an der Wand hängt. Wir haben Themengarderoben, die vom kleinen Theater, das hier war, bevor der Quatsch Club eingezogen ist, übernommen wurden. Sehr, sehr cosy. Ich liebe Siegfried und Roy. Magic, Show, Entertainment, Gayness und Tiger.

Ich nehme einen Zettel und mache mir eine kleine Liste, falls ich später auf der Bühne einen Blackout haben sollte. Ich schreibe Stichwörter wie Milf, Starbucks, Katzen, Pädophilie, Westcoast, Eastcoast, Holocaust, Onanieren mit Tieren, Aids, Windpocken und Chemo auf den Zettel. Es klopft an der Tür, ich schließe auf. Es ist Susi, eine kleine, sehr freundliche, fast schon mütterliche Mitarbeiterin des Clubs, die Abendspielleiterin. Susi fragt mich, wie es mir gehe, ich lächle und erwidere: »Super.« Sie ist so vertrauenswürdig, aber ich habe mir vorgenommen, es niemandem zu erzählen. Sie fragt, ob ich etwas trinken möchte, ich bestelle Ingwertee, sie verlässt den Raum. Das Handy piept, eine SMS von Maxim. Maxim ist ein Freund von mir, ein Rapper, der heute mit seiner Band K. I. Z. in der Show vorbeischauen wollte. Er schreibt mir, dass außer den Jungs auch noch mein Manager, der ja nichts von meinem momentanen Gesundheitszustand weiß, vorbeischaut. Das macht mich noch nervöser, ich setze mich unter zusätzlichen Druck.

Es ist kurz vor acht. Als ich die Stimmen der anderen Comedians im Flur höre, überwinde ich mich und gehe raus, um kurz Hallo zu sagen, John Doyle, ein amerikanischer Stand-up-Comedian, der in Köln gestrandet ist, Thomas Fröschle, ein Comedy-Magician, eine junge Newcomerin und dann noch der Liveshowmoderator. Anders als bei den TV-Shows moderiert hier nicht Thomas Hermanns. Alle sind sehr freundlich, ich schnappe mir zwei Wasser aus dem Kühlschrank im Flur und verschwinde wieder in meiner Garderobe. 20 Uhr, ich höre über den kleinen Lautsprecher den Quatsch-Comedy-Club-Jingle, der sich mit Bill Evans aus meinem MacBook vermischt. Ich stelle die Dusche in meiner Garderobe an und ziehe mich aus, gehe auf die Toilette und dusche. Das Wasser aus dem Duschkopf spritzt, knallt mit krassem Druck in mein Gesicht, es hat fast schon etwas

Meditatives, Reinigendes. Nass, so nass. Tropfen all over. Ich trockne mich ab und ziehe mich wieder an, T-Shirt, Jogginghose, Cap, Brille, Nike Air Max' und meine Baseballjacke. Ich schleiche sehr langsam, unsicher Richtung Bühne, dann bekomme ich eine Panikattacke und renne zurück in die Garderobe. Dort übergebe ich mich ins Waschbecken, zu Bill Evans.

Evans wechselt zwischen H-Dur und A7, der Chorus läuft nach einem kurzen Klaviervorspiel viermal durch, beim vierten Mal leicht variiert. Überall Kotze, Blut in meinem Erbrochenem. Hell!

Fuck, gleich ist mein Auftritt, ich wische mir die Kotzereste aus dem Bart. Eine kurze Coda, welche das Kopfmotiv des Songs noch einmal aufgreift.

Ich werfe mir eine halbe Tavor ein, um mich zu beruhigen. Das Fender Rhodes smoothed smooth durch die Mac-Lautsprecher.

Ich starte einen zweiten Versuch und verlasse meine Garderobe, eile zum Bühnenrand. Dort höre ich den Moderator, der seinen letzten Gag vor meiner Ansage abfeuert. Wenn er einen schönen Fernsehabend macht, serviere er Mon Chéri im Tanga, da er ja schwul sei. Alle lachen und er schreit mit einer äußerst unangenehmen Fistelstimme »Dankeschööön«, wie der Schützenfestanimateur einer Dorfdisco.

»Der nächste Comedian ist ein ganz, ganz, ganz netter Comedian.« Ich frage mich, wen er damit meint. »Er hat einen Bestseller geschrieben, *Ich darf das, ich bin Jude.*« Ich denke mir, mach schon. »Hier ist Oliver Polak!«

Ich bin in einem Tunnel, laufe mit meinem Ingwertee wie ferngesteuert zum Mikrostativ in der Bühnenmitte, die Scheinwerfer blenden mich, ich stelle den Becher auf den Hocker. Greife nach dem Mikro, schaue mich um und lächle, sage: »Hey – what's up, crazy people!« Und frage den Typen mit der Glatze in der ersten Reihe, ob er ein Nazi sei oder die Glatze von einer Chemo komme. Er hat eine ältere Milf dabei und ich sage ihnen, dass sie ein echt cooles Paar seien. »Das ist meine Mutter«, entgegnet er empört und ich höre mich sagen: »Na, das eine schließt das andere ja nicht aus.« Ein Lacher, nur nicht für die beiden. Irgendein Typ ruft rein, dass ich mal lustig sein solle, und ich rufe zurück, dass es einen Grund gebe, warum ich ein Mikro habe und er nicht. Ich nehme einen Schluck von meinem Tee und bin gechillt. Danke, Tavor.

»Ich habe ein Burn-out«, erkläre ich dem Publikum und frage mich selbst laut: »Ist es überhaupt erlaubt, als Jude in Deutschland zu sagen, dass man ein Burn-out hat?« Alle lachen, klatschen, und ich mache weiter: »Ich lag heute den ganzen Tag nackt im Bett und war traurig«, erzähle ich dem Publikum. »Dieser Gedanke macht euch jetzt wahrscheinlich auch traurig, ich so allein nackt im Bett.« Die Leute toben, während ich mir denke, dass ich wirklich den ganzen Tag nackt in meinem Krankenhausbett lag. Traurig.

Wie automatisiert, roboterlike, spreche ich über Katzen, über das Onanieren, wenn Tiere im Raum sind, über den 9. November. Ich wurde am 9. November auf eine Mauerfallgala eingeladen. Als ich der Veranstalterin antwortete, dass ich da nicht könne, wegen einer Gedenkfeier zur Pogromnacht, sagte sie: »Bring deine Leute doch einfach mit und wir feiern alle zusammen!« Über Rassismus, Pantomimen und depressive Einhörner gelange ich zu Pädophilen-Gags.

Sofort herrscht Stille im Publikum, dann ertönen vereinzelte Buhrufe. In der ersten Reihe entdecke ich ein sehr junges Mädchen mit seinem Vater – also ich hoffe für die Kleine, dass das ihr Vater ist – und frage sie, wie alt sie sei.

»Sieben«, antwortet sie.

Ich schaue sie traurig an: »Leider zu alt für mich.«

Jämmerlicher Gag, aber irgendwie mag ich den. Das Publikum nicht. Sie rufen, ich solle mich verpissen. Ich entgegne ironisch, dass das ja auch total normal sei, für eine Siebenjährige, um 21 Uhr abends mit einem dubiosen Typen in den *Quatsch Comedy Club* zu kommen, sich in die erste Reihe zu setzen, um sich dann einen noch dubioseren, kaputten, fertigen Typen anzuschauen. Ruhe.

Schnallen die denn nicht, dass da ein Q hinter mir hängt und dass sie sich in einem Comedyclub befinden? Die hassen mich. Ich spreche weiter, über Sex mit Tieren, und erkläre anschließend, dass ich in einem labilen, verdrogten Moment drüber nachgedacht habe, Cindy aus Marzahn zu vergewaltigen, und dass dabei ja das Gute wäre, dass, wenn sie mich anzeigen würde, ihr keiner glauben würde.

Totale Stille, keine Zwischenrufe mehr. Es ist mir egal.

Doch dann ist plötzlich mein Sprachzentrum gestört, ich starre in die Scheinwerfer und sage gar nichts mehr. Ich hänge das Mikro ins Stativ und mache 'nen Abgang.

Die Quatsch-Comedy-Club-Melodie wird laut eingespielt und ich höre, wie mich der Moderator abmoderiert, gehe aber nicht noch mal auf die Bühne, um mich zu verbeugen, wie es eigentlich üblich ist. Ich verbeuge mich eh nie. Warum auch? Warum soll sich ein Stand-up-Comedian verbeugen?

Hinter der Bühne lehne ich mich an eine Säule. Ich bin durch, breche regelrecht in mir zusammen. Höre den Moderator auf der Bühne weitermoderieren. Aber Moment, warum erwähnt er noch drei Mal meinen Namen? Ich höre genauer hin und mir wird klar, dass er sich beim Publikum für mich entschuldigt, er entschuldigt sich für mich und meinen Auftritt. Ich bin von einem Veranstalter gebucht und der Host entschuldigt sich für meinen Humor – WTF? Dann gibt er der ersten Reihe als Wiedergutmachung (mein Lieblingswort) Freigetränke aus und bringt das Publikum mit ein, zwei Parolen noch mal gegen mich auf, er spürt die Antipathie des Publikums und surft regelrecht auf ihr, nur um sich größer zu machen. Was für ein widerwärtiges, erbärmliches Schwein. Dann bringt er seine Paradenummer, bei der er einen Schlager mit mitgebrachten Pappschildern, die er hochhält, bebildert. Ein großer Teil des Publikums ist wieder relaxt, denn sie sind auf der sicheren Seite. Sicher, der Verblödung und dem Ende der Unterhaltung ganz, ganz nah.

Ich weiß, wenn ich jetzt nicht in den Backstagebereich gehe, werde ich ihn töten.

Ich schlurfe in den Flur, vor den Garderoben nehme ich mir eine Coke aus dem Kühlschrank, setze mich auf einen der leeren Stühle.

Die anderen drei Comedians der Show kommen dazu, John Doyle, der Ami, ist geflashed. Thomas, der Comedianzauberermagicboy, sagt, dass er es echt hart fand, den Auftritt auszuhalten, es für ihn aber ein Andy-Kaufman-Moment gewesen sei. Die achtzehnjährige Newcomerin ist kreidebleich und sagt nichts. Ich kann auch nichts mehr sagen, starre auf die Mauer, Tavor. Ich bin so was von durch – würde man mir einen Komodowaran zum Kuscheln reichen, würde ich ihn ganz doll an mich drücken.

Es ist Pause, die Tür zum Gang öffnet sich und der Moderator kommt mit schnellen Schritten wie ein Gockel auf mich zu.

»Dein Auftritt war richtig schlecht!«, macht er mich an, »und es geht echt gar nicht, dass du das Publikum beleidigst!«

Ich denke mir: Hä? Hast du doch gesehen, dass das geht.

»Das Kind war richtig verstört«, fährt er fort, »und du hast absolut keine Ahnung, was Humor ist!«

Ich starre weiter die Wand an, die hysterische Tunte ist sichtlich irritiert, dass ich nicht reagiere.

Ich frage mich, ob dieser Typ überhaupt weiß, was Stand-up-Comedy ist. Die Bühne bietet dem Künstler den Rahmen für eine Interpretation der Realität, die dann stilisiert, verfremdet, überspitzt und eben auch mit Tabubrüchen bestückt sein darf. Der Schauspieler, der Mephisto spielt, ist nicht unbedingt der Teufel.

Egal. Manchmal sind die Gedanken der Zuschauer gefährlicher als der Künstler selbst.

Der Host spürt, dass es für ihn wahrscheinlich besser ist, wenn er geht, da ihn mittlerweile auch die anderen Comedians anstarren und anschweigen.

Ich gehe in meine Garderobe, immer noch Bill Evans. Zwei SMS auf dem Handy. Sunny, sie schreibt, sie hoffe, dass der Thundapanda es den Leuten richtig besorgt hat. Oh ja, das hat er, und sich selbst hat er's auch besorgt. Die andere SMS ist von meinem Manager, der schreibt: »Die Jungs und ich sagen: geilo«.

Ich entscheide mich, nicht bis zum Finale zu bleiben, krame die Handynummer des Taxifahrers raus, bestelle ihn zum Friedrichstadtpalast, packe meine Tasche und gehe durch die langen Gänge Richtung Ausgang. Auf dem Flur begegne ich einer Quatschcomedyclubservicekraft, Peter.

»Guter Auftritt«, sagt er. »Und ich bin total schockiert, dass der Host sich beim Publikum für dich entschuldigt hat.«

»Danke«, entgegnete ich. Erst jetzt begreife ich so richtig, was passiert ist.

Ich stehe am Hinterausgang des Friedrichstadtpalasts und warte auf mein Taxi. Die Tänzerinnen sitzen draußen auf der Bank und rauchen. Sie lächeln mich an und unterhalten sich auf Russisch, ich möchte mich am liebsten zu ihnen setzen. Mein Taxi kommt, ich schmeiße die Tasche rein und haue mich zu ihr auf die Rückbank.

»Zurück zum Krankenhaus?«

Ich nicke stumm, setze meine Kopfhörer auf, höre *The Wilhelm Scream* von James Blake.

I don't know about my dreams
I don't know about my dreaming anymore
All that I know is I'm falling, falling, falling
Might as well fall in.
I don't know about my love
I don't know about my loving anymore
All that I know is I'm falling falling falling
Might as well fall in.

Ich weine. Versuche, in mich hineinzuschluchzen, da es mir vor dem Taxifahrer unangenehm ist. Wieder vorbei am Reichstag, Straße des 17. Juni, was war eigentlich am 17. Juni? Keine Ahnung, egal. Vorbei an der Siegessäule.

Vor dem Hospital bleibt der Wagen stehen, ich zahle und gehe ins Krankenhausfoyer, zu den Aufzügen in den zehnten Stock. Ich stoppe am Schwesternzimmer, die Schwester, die wie Ingrid aussieht, löst gerade Kreuzworträtsel, sie blickt hoch und fragt mich: »Ein anderes Wort für ›Trottel‹ mit sechs Buchstaben?«

Ich: »Oliver?«

Ich gehe in mein Zimmer. Schleiche ins Bad, da Tom schon schläft, ziehe meine mit Angstschweiß vollgeschwitzten Klamotten aus und stelle mich unter die Dusche. Trockne mich ab, schlüpfe in meinen flauschigen weißen Udo-Jürgens-Bademantel. Knipse meine Nachtischlampe an: keine Tabletten. Gehe noch mal auf den Flur zum Schwesternzimmer. Die Nachtschwester gibt mir meine zwei Tavor.

Als ich den langen Flur entlanggehe, muss ich noch mal an diesen Moderator denken. An den *Quatsch Comedy Club*. An meine Gags, ich gehe den Auftritt noch mal durch. Comedy. Ich mag nicht mehr. Nicht hier. Ich will nicht mehr. Kein Komiker sein. Kein Schriftsteller. Nur: Was, wenn nicht das? Ich habe keine Ahnung. Der Gedanke daran, meinen Beruf nicht mehr auszuüben, ist beklemmend und befreiend zugleich. Wenn ich nur eine Alternative hätte. Schon wieder keine Kraft. Verwirrung macht sich breit.

Da sehe ich am Ende des Flurs jemanden im dunklen Wintergarten am Fenster sitzen. Ich bin aufgekratzt, habe keine Lust, mir die Tabletten reinzuknallen, mich nachdenklich ins Bett zu legen. Deswegen klopfe ich zaghaft an die Tür und öffne sie. Ein älterer, sehr akkurat angezogener Herr mit grau melierten Haaren um die achtzig sitzt dort am Fenster. Er hat ein Goldkettchen am Handgelenk, trägt ein Halstuch, ein René-Lezard-Hemd und ein Jackett. Aus einer großen, goldenen Brille mit bläulich getönten Gläsern blickt er mich an und sagt sehr herzlich und ruhig: »Setzen Sie sich doch.«

Der Typ wirkt so fremdkörpermäßig hier. Ich habe ihn schon ein, zwei Mal auf dem Gang gesehen, mir war direkt klar, dass mit ihm etwas anders ist. Ich setze mich zu ihm, greife nach einer Sprudelwasserflasche, die auf dem Tisch steht, schraube den Deckel auf, es zischt, und lasse fast den ganzen Inhalt der Flasche in mich hineinlaufen. Der Herr stellt sich vor, sein Name ist Winterfeld. »Wie finden Sie es denn hier?«, fragt er mich. Eine gute Frage.

»Ich fühle mich nicht besonders gut«, entgegne ich. »Dr. Grünzweig und die Psychodramagruppe sind der einzige Grund dafür, dass ich überhaupt noch hier bin. Dank Grünzweig fühle ich mich trotz der Unwohlattacken erst einmal sehr sicher.«

Wir schweigen eine Weile. »Warum können Sie nicht schlafen?«, frage ich ihn schließlich.

»Ich habe Schmerzen im Becken und niemand kann mir sagen, wo sie herkommen.«

Der höfliche Herr fängt an zu plaudern, seine Stimme ist warm und rau, er hat etwas sehr Beruhigendes, etwas ungewohnt Vertrauliches. Er erinnert mich sehr stark an meinen Vater. Dadurch, dass mein Vater so alt ist, hatte ich immer sehr viel Kontakt zu älteren Menschen, für mich eine angenehme Mischung aus Etikette und Wärme.

»Eigentlich bin ich nicht krank«, erklärt mir Herr Winterfeld, »abgesehen von meinem Becken.« Er erzählt mir, dass er keine Kinder habe, lediglich eine Ziehtochter, die gerade beruflich in Shanghai sei, ihn aber bald besuche. Ganz begeistert erzählt er von ihr und von ihrer Wohnung am Ku'damm. »Was für eine prachtvolle Wohnung das ist! Auch ich habe mal in so einer Wohnung am Ku'damm gewohnt. Bis es mir zu rummelig wurde, dann bin ich nach Grunewald gezogen.« In den höchsten Tönen spricht er von Grunewald, den Villen und den Persönlichkeiten, die in seiner Nachbarschaft leben. Ich sehe hinter seinen getönten Brillengläsern ein Funkeln.

»Ich habe in Stockholm studiert«, erzählt er weiter, »und immer gearbeitet. Eine riesige Firma hatte ich, jedoch keine Kinder, die diese hätten weiterführen können.« Er hört gar nicht mehr auf, in Erinnerungen zu schwelgen, spricht über die 80er, die 90er, von seinen vielen Reisen mit seiner Frau. Seine Frau, er gerät ins Schwärmen, erzählt von ihrer Hochzeit in Vegas. »Es gibt keinen Menschen, dem ich so nah bin wie meiner Frau. Wir teilten uns ein Leben wie im Bilderbuch.« Teilten. Winterfeld verstummt. Für einen Moment herrscht Stille.

»Teilten?«, frage ich schließlich.

»Ja, meine Frau ist verstorben.«

So sad. Dieser knuffige, freundliche Mann vor mir in diesem Glaskasten in dieser Psychiatrie wirkt gefangen. Ich frage ihn, wie lange seine Frau denn schon tot sei, es höre sich an, als sei es noch nicht so lange her.

»Seit fünfundzwanzig Jahren«, entgegnet Winterfeld. Irritierend. Er muss sie so krass geliebt haben. Er spricht wieder über Vegas, über die Hochzeit. Er erzählt von Siegfried und Roy, Liberace, von riesigen hell erleuchteten Hotels, Kasinos. Stand-up-Shows. Meine Gedanken schweifen ab. Ich war noch nie in Vegas. Ich denke an meinen verstörenden Auftritt heute und schaue durch die Glasscheiben des Wintergartens, in dem wir sitzen. Über uns der Mond.

In der Spieglung leuchtet mein weißer Bademantel. Udo Jürgens. Er hat mich mit seinen Texten, seinen Songs oft durchs Leben getragen. Ein in Deutschland oft fälschlicherweise als Schlagersänger abgestempelter Künstler, der alles ist, aber kein Schlagersänger. Ein Chansonier, der Lieder für Shirley Bassey, Sammy Davis Jr. und viele andere geschrieben hat. Deutschland mag keine Stars. Udo ist vielleicht der einzige deutschsprachige Künstler, der sich über E & U hinwegsetzt.


Vor einigen Jahren war ich mit meiner damaligen Freundin Carla auf einem Udo-Jürgens-Konzert in Leipzig. Die Konzerte dauern immer hundertfünfzig Minuten plus Pause und danach wartet noch ein harter Kern an Fans in der Halle vor der Bühne darauf, dass Udo, nachdem er geduscht hat, noch mal in die Halle kommt, um Autogramme zu signieren, was er auch tat. Carla und ich saßen in der ersten Reihe und waren noch minutenlang benebelt vom Konzert, von der Musik, der Show.

Ich hatte mein Buch dabei, wollte es ihm eigentlich geben, da er auch drin vorkommt, genierte mich aber und blieb sitzen. Doch Carla encouragte mich dazu, ihm das Buch zu geben. Ich hatte ihm zu Hause schon eine Widmung reingeschrieben und für diesen Tag extra meinen Hugo-Boss-Smoking angezogen. Ich schaute Carla an, nahm schließlich das Buch und ging zur Bühne, wo ich mich zwischen die überwiegend Ü-60-jährigen ehemals blonden Frauen stellte. Ich fühlte mich unwohl. Ich schaute hoch zu Udo, er schaute auf und blickte mich direkt an. Dann flüsterte er seinem Assistenten etwas ins Ohr, der kurz darauf auf mich zukam. Ich drückte ihm mein Buch in die Hand und sagte, dass es nicht zur Signatur gedacht, sondern ein Geschenk für Herrn Jürgens sei. Während ich diesen Satz aussprach, dachte ich an all die Blumen und Geschenke für Udo, von denen die meisten aber wahrscheinlich nicht einmal seine Garderobe erreichten. Wie auch, bei 12 000 Zuschauern pro Show. Der Assistent ging zurück zu Udo und flüsterte ihm etwas ins Ohr. Udo lachte laut, lächelte mir zu und rief: »Vielen Dank!« Ich rief zurück, dass ich der Autor sei und ihm Gesundheit wünsche.

Carla lächelte mich an, gab mir einen Kuss auf die Wange und sprach das aus, was ich mir wünschte: »Später liegt er wahrscheinlich in seinem Hotelzimmer, stellt seine Nachtischlampe an und wird an der Stelle, an der du das Lesezeichen platziert hast, in deinem Buch lesen.« Ich war beseelt.

Zwei Wochen später, als ich nach einem Auftritt in der *Scheinbar* angetrunken nach Hause kam und oberkrass müde noch kurz Facebook checkte, sah ich die leuchtend rote notification bei meinen Nachrichten. Ich hatte eine Mitteilung bekommen, von einem gewissen Dmitri. Who the Fuck is Dmitri? Hörte sich verdammt nach Transsilvanien an. Ich las die Betreffzeile. »Ihr Buch für Udo Jürgens«. Verwirrt las ich weiter: »Sehr geehrter Herr Polak, ich bin der persönliche Assistent von Udo Jürgens, der Ihr Buch in Leipzig entgegengenommen hat. Sie haben Herrn Jürgens eine sehr große Freude bereitet. Wir sind gerade dabei, Ihr Buch zu verschlingen. Wann spielen Sie denn mal in Zürich oder Wien, dass man Sie mal live sehen kann? Falls Sie in der Zukunft noch mal auf ein Udo-Konzert kommen möchten, sind Sie herzlich eingeladen. Liebe Grüße …«

Ich stand auf, paralysiert. Aufgekratzt at its best. Ich konnte nicht mehr schlafen. Ich war alleine mit dieser Information. Was sollte ich bloß zurückschreiben? Ich dachte nach, ich wusste es nicht. Ich fing an zu träumen. Vielleicht würde ich ihn ja wirklich treffen!

Erst Tage später schrieb ich Dmitri schüchtern zurück, bedankte mich für die Mail. Er wiederholte seine Aufforderung, mich zu melden, sollte ich wieder auf ein Konzert gehen wollen.

Es vergingen Monate. Irgendwann sah ich, dass Udo den zweiten Teil seiner Tour spielte und in Fulda noch ein Konzert gab, das ich zeitlich schaffen konnte. Ich schrieb Dmitri eine Mail und er antwortete prompt: »Ich habe dir ein Hotelzimmer reserviert und einen Pass hinterlegt. Ich weiß, auf welchem Platz du sitzen wirst. Ich werde dich finden und freue mich, dich zu sehen.«

Der Tag kam, ich war voll empty, zog mir meinen Smoking an, meinen Trenchcoat, bestellte ein Taxi und fuhr zum Lehrter Hauptbahnhof. Ich hatte so Bock auf das Udo-Konzert.

Im Zug klingelte mein Handy, es war Dmitri, er wollte sich nur vergewissern, dass alles okay sei und ich pünktlich ankommen werde. Ich wollte mich für die Tickets revanchieren und fragte, ob er nach der Show Lust habe, an der Hotelbar einen Drink zu nehmen.

»Das passt schlecht«, antwortete er, »aber ich soll dir einen herzlichen Gruß von Udo ausrichten. Er würde dich nach der Show gerne zu einem Dinner einladen.«

Mein Handy fiel mir aus der Hand und vor Nervosität wurde mir ganz übel. Ich suchte hektisch nach dem Telefon, das beinahe in die Gummiziehharmonika des Zwischenraums der beiden Waggons gefallen wäre. Schnell hob ich es wieder auf und versuchte cool zu wirken, damit der Typ nicht dachte, ich sei der hysterische Fan, der ich ja war. Ich sagte kurzatmig, dass ich mich sehr freue, dann brach der Empfang ab.

Wenig später in Fulda stand ich in meinem Smoking alleine am Taxistand. Andere Leute zogen einen Smoking an, damit sie seriös wirkten, bei mir war es eher umgekehrt. Ich fühlte mich verkleidet, wenn ich so ein Ding trug.

Stille, Wind, kein Taxi weit und breit. Es wurde schon dunkel.

Irgendwann sah ich endlich ein gelb erleuchtetes Taxischild auf mich zukommen. Das Auto hielt, ich stieg hinten ein. Gerade als der Wagen anfuhr, riss irgendein Penner die Tür auf und fragte mit einer Stimme, die einem Nagetier sehr ähnelte, und mit einem schlechten, überbetont nordischen Akzent: »Freunde, könnt ihr mich mitnehmen? Ich muss zum Hotel *Esperanto*.«

Musste ich auch. Ich sagte »Okay«, der Typ setzte sich auf den Vordersitz und wir fuhren los.

Von meiner Rückbank aus musterte ich im Seitenspiegel diesen Typen mit den gräulichen, nach hinten gekämmten Resthaaren und der abgedunkelten Brille mit goldenem Rand. Der Typ erinnerte mich stark an Heinz Strunk. Ich dachte an dieses ganze kleinkarierte Pseudowirsindvomdorfunderstatement und an diese mit Testosteronironiekälte vollgepumpten, aufgeblasenen Alleinunterhalter. Sie trugen diese Indifferenz des Herzens in sich. Immer ironisch, nie einen Funken Wärme oder Wahrhaftigkeit im Wort. Immer möglichst weit weg von sich. Kleinbürgerliche Reste der deutschen Unterhaltung.

Der Wagen hielt und ich zahlte, ich hatte keinen Bock, Geld von meinem Mitfahrer zu nehmen, stieg stumm aus und ging in Richtung Hotellobby. An der Rezeption checkte ich ein. Der unangenehme Typ aus dem Taxi checkte auch ein, was nicht zu überhören war, da er im Nagetiermodus seinen Namen lauthals buchstabierte und durch den Laden krakeelte. Egal, ich musste lachen und ging Richtung Aufzug.

Nachdem ich einen gefühlt fünf Kilometer langen Korridor entlanggelaufen war, öffnete ich mit der Zimmerkarte the door. Der Fernseher begrüßte mich, das klimatisierte Klo, *in der Wanne plätscherte Radio.* Auf meinem Hotelbett lag ein großer weißer Briefumschlag, den ich sofort aufriss. Ein All-Area-Pass, eine Platzkarte und eine Nachricht von Dmitri, in der stand, dass er in der Pause zu meinem Platz kommen werde.

Ich öffnete die Minibar und nahm mir einen Wein raus, setzte mich in den Ohrensessel. Krass.

Nur wenig später suchte ich meinen Platz in der Esperantohalle, die schon fast gefüllt war. Im Hintergrund liefen Klavierinstrumentalversionen der Udo-Klassiker. Das Licht war schummrig. Da war er: Reihe 4 Platz 12. So nah. So nah vorne. Ich setzte mich und war glücklich. Drei Minuten vor acht. Die Klaviermusik wurde lauter, siebentausend Leute klatschten zu einem Instrumentalplayback. Ich blickte auf den blauen Rüschenvorhang, der die Bühne verdeckte, ein Vorhang wie in einem alten Theater. Dann wurde es dunkel und eine Klaviermelodie ertönte sehr laut, sehr lieblich, sehr weich. Der Vorhang blieb unten und man hörte Udo aus dem Nichts singen:

Noch drei Minuten –
dann geht der Vorhang auf,
dann steh ich auf der Bühne,
das Spiel nimmt seinen Lauf.
Das Lampenfieber
kriecht langsam in mir hoch.

Ich will es keinem zeigen,
und jeder merkt es doch.

Udos Stimme schallte so laut, so nah aus den Boxen
zu der ruhigen zuckersüßen Klaviermelodie. Bis auf
ein, zwei schwache Scheinwerfer, die ein wenig Licht
auf den blauen Vorhang werfen, lag der Saal im Dunkeln. Gänsehaut und ein ganz tief berührendes, vertrautes beschütztes Gefühl.

Noch zwei Minuten –
wo steht denn mein Klavier?
Gebt mir noch schnell die Noten,
Wie heißt das erste Lied von mir?

Das Klavier wurde von hinten beleuchtet, man sah den
überdimensionalen Schatten auf dem blauen Vorhang.

Ein Schluck zu trinken
die Kehle ist so rau.
Wie wird der Abend enden?
Ich weiß es nicht genau.
Noch eine Minute –
und dann ist es so weit.
Ich schaue in den Spiegel
nicht nur aus Eitelkeit.
Irgendjemand kommt noch
und flüstert mir was zu.
Ich hab ihn nicht verstanden,
denn draußen wartest du.

Ein paar Sekunden –
die Scheinwerfer gehen an.
Ich trockne meine Stirne
und denke nicht daran.
Die ersten Takte
von meinem Auftrittslied ...

Der Vorhang hob sich, die Scheinwerfer gingen an, das dreißigköpfige Pepe-Lienhard-Orchester wurde sichtbar. Und dann war er da. Er tänzelte zu Big-Band-Fanfaren auf die Bühne wie ein Hundewelpe, verspielt, graziöser als Sammy Davis Jr. seinerzeit. Standing Ovations. Alter. Das Orchester wurde wieder ruhig, verstummte bis auf die Klaviermelodie vom Anfang.

Udo stand in der Mitte der Bühne, schaute ins Publikum und sang weiter:

Nun steh ich draußen –
ich bin im Rampenlicht.
Allein mit vielen Menschen,
bin ich es oder nicht?
Ich glaub, ich fliege,
die Welt versinkt um mich.
So ist es immer wieder
und darum singe ich!

Udo spielte den ersten Teil seiner Show. Ich war gerührt, bewegt, wieder Kind, überwältigt. Udo Jürgens hatte dem deutschen Volk mit seinen Texten, mit seinen Liedern ein Stück Wärme, Geborgenheit, ja, auch ein wenig Sicherheit in einer Zeit der permanenten Unsicherheit zurückgebracht, Sehnsucht, und die Erlaubnis zu fühlen.

Vor der Pause wurden auf den Leinwänden Szenen aus dem Film *Der Mann mit dem Fagott*, die Geschichte von Udo Jürgens und seiner Familie gezeigt. Ich glaube, ich habe noch niemals so viele weinende deutsche Männer in einem Saal gesehen. Nur: Warum weinten sie, während sie die Passagen mit den Bildern der Hitlerjugend und Udo als Kind sahen?

Pause, das Saallicht ging grell und unsexy an. Ich blieb auf meinem Platz sitzen, schwer wie ein Panda, überrannt von meinen Emotionen. Ein dürrer Typ im Anzug kam auf mich zu, er lächelte und begrüßte mich herzlich. Dmitri. Er ließ mir von Udo ausrichten, dass er mir nach der Show, bevor wir später essen gehen würden, in seiner Garderobe kurz Hallo sagen wollte. Flash. Stroke. Ich sollte nach der Show an der rechten Seite der Bühne warten, wo Dmitri mich dann aufsammeln würde.

Der zweite Teil der Show war kurzweilig. Zum Schluss rissen die Hits das Publikum von den Sitzen vor die Stage. Zugaben im Bademantel. Dann ging das Saallicht an, Raunen, Murmeln von vielen, vielen Menschen, die noch sehr bewegt im Taumel ihrer emotions waren.

Wie besprochen ging ich zum Bühnenrand, wo Dmitri schon wartete. Wir liefen durch die Katakomben der Konzerthalle, durch viele lange Korridore. Es war sehr dunkel, fast alle Lichter waren aus, es war eine Notbeleuchtungslichtstimmung, Licht-schrankenlichter, die nicht angehen wollten. Dmitri blieb stehen, an der Tür ein Zettel mit der Aufschrift: »Garderobe Udo Jürgens«.

»Warte kurz«, bat Dimi, »ich schaue, ob Udo schon ready ist.« Er verschwand in der Garderobe und ließ mich im Flur zurück.

Das Licht ging wieder aus und ich war allein. Mein Herr-von-Eden-Smoking, ich und meine unbeschreib-liche Nervosität. Noch nie war ich so aufgeregt. Never before. Meine Knie zitterten, mein rechtes Augen-lid vibrierte, ich atmete tief ein und aus. Ich hörte Stimmen hinter der Tür.

Die Tür öffnete sich. Gegenlicht, ein enorm großer Mann stand vor mir, frisch geduscht, Moschusgeruch in the air. Udo Jürgens. Er kam auf mich zu und ergriff mit seinen beiden warmen Händen meine rechte Hand, er umfasste sie regelrecht und sagt lächelnd: »Mensch, schön dass de da bist. Dein Buch kenn ich ja schon.«

Wir plauderten. Es war direkt vertraut. Als hätte ich einen alten Freund wiedergetroffen, den ich schon lange nicht mehr gesehen hatte. Im Hintergrund stand Dmitri und zwinkerte mir zu.

Eine Stunde später saßen Udo und ich uns im Res-taurant gegenüber und lächelten uns an.

Mir gegenüber sitzt Herr Winterfeld im Wintergarten des Krankenhauses und blickt mich schweigend an.

»Was machen Sie denn eigentlich so?«, fragt er schließlich.

»Stand-up«, entgegne ich. »Und ein Buch habe ich geschrieben. Es heißt *Ich darf das, ich bin Jude.*«

Er lächelt. »Ich wohne ja in Grunewald, direkt eine Straße weiter als der Filmproduzent Atze Brauner«, erzählt er unvermittelt.

Ich bin beeindruckt und wundere mich, dass dort ein Mann anscheinend alleine in einem sicherlich sehr großen Haus ohne Familie und Anhang wohnt.

»Ist es nicht krass, da so alleine zu wohnen, ohne Kinder und so?«

»Es ist ein Heim, also eine Residenz, in der ich wohne. Und ich fühle mich da sehr unwohl.«

Kein Las Vegas. No more Magic. No Love. *All is Loneliness.*

Er verabschiedet sich höflich und lässt mich im Wintergarten zurück. Ich sehe ihm zu, wie er mit seinem Rollator den Flur entlangkriecht.


Ich gehe rüber in mein Zimmer. Einsamkeit eine Krankheit? Lege mich aufs Bett. Werfe mir die Pillen ein und starre auf das Schild am Fußende meines Bettes. »Patient Polak«. Im Licht der Nachttischlampe ist es erleuchtet, fast so hell wie ein Taxischild. Udo Jürgens, Vegas, american entertainment, Deutsche Unterhaltung, Winterfeld, Einsamkeit und mein stranger Auftritt im *Quatsch Comedy Club* schwirren mir durch den Kopf. »Patient Polak«. Patient bedeutet übersetzt »leidend« und »duldend«. Ja, ich leide und ich bin gezwungen, es zu ertragen. Und vielleicht bin ich nicht nur der Patient, der in einer Klinik ist und an Depressionen leidet, sondern auch ein Patient der kranken deutschen Seele. Deutschland, ein Irrenheim? Ich, einer der wenigen Normalen in diesem Irrenhaus? Die Pfleger wollen mir erklären, dass ich der Verrückte bin, damit sie sich besser und normal fühlen können. Ich knipse die Nachttischlampe aus.

## Vierte Klinikwoche

Ich bin in einer Kirche, die ein bisschen aussieht wie die Antoniuskirche in Papenburg und auch ein wenig wie der Reichstag in Berlin. Vorne, vor einer Art Altar, steht ein Mann. Er trägt einen schwarzen Umhang und einen weißen Kragen und spricht mit dröhnender Stimme: »Es war ja nicht alles schlecht, was Hitler gemacht hat.« Ja, denke ich, stimmt! Die Sache mit seinem Selbstmord zum Beispiel, leider zu spät, aber nicht so schlecht.

Der Blick des Pastors, oder was auch immer er ist, wandert durch die vorderen Bankreihen. Seltsamerweise trägt er eine schwarz-rot-goldene Irokesenperücke, wie ein Fan während der Fußball-WM. Er hat seine Kunstpause rhetorisch geschickt gesetzt. Für einen Moment herrscht absolute Stille. Ich spüre die Kühle des Kirchengebäudes, das Alter des Gewölbes. Ein mir fremder, aber nicht unangenehmer Geruch nach Weihrauch hängt in der Luft. Die Kerzen kann ich riechen, das Parfüm der alten Dame vor mir. 4711. Der Pastor räuspert sich.

»Die Konzentrationslager zum Beispiel. Nur schade, dass er sie nicht alle gekriegt hat!«

Ein Rascheln geht durch die Reihen, ein Raunen, das

sich zu einem kollektiven Lachflash steigert. Die Gemeinde wiehert. Der Priester-Typ grinst selbstgerecht, ergriffen von seiner eigenen Funnyness. Er hat eben den absoluten Knaller gebracht, den Oberburner, den Witz des Jahrhunderts. Er breitet die Arme aus.

»Halleluja!«, ruft er.

»Halleluja!«, antwortet die Gemeinde wie mit einer Stimme.

Meine Stimme jedoch fehlt. Sie ist mir in der Kehle stecken geblieben. Sie werden es merken, denke ich. Sie werden merken, dass ich nicht dazugehöre. Sie werden merken, dass ich anders bin. Ich spüre, wie eine alte Angst in mir hochkommt.

Die Orgel beginnt zu spielen und Männer treten überall aus den Bänken, marschieren nach vorne und drehen sich zur Gemeinde um. Ich kenne manche der Gesichter, sogar einige meiner alten Klassenkameraden sind darunter. Ich kann mich nicht rühren, stehe wie versteinert da. Das Ritual, das für alle selbstverständlich zu sein scheint, ist mir fremd. Meine Angst hat sich längst über meinen Magen hinaus ausgebreitet und von sämtlichen Gliedmaßen Besitz ergriffen. Ich spüre, wie mein Herz pocht, wie meine Hände feucht werden. Ich bilde mir ein, dass mich einzelne Menschen verstohlen ansehen. Was macht der?, denken sie. Wieso steht er da noch? Wieso geht er nicht nach vorne? Ich klammere mich am Gesangbuch fest. Erst jetzt erkenne ich die Melodie der Orgel: Es ist die deutsche Nationalhymne. Alle singen mit, aber ich habe den Text vergessen. Vielmehr kommt mir das, was die Menschen singen, unbekannt und falsch vor. Von Einigkeit ist da die Rede, von Recht, von Freiheit.

Die Angst schnürt mir die Kehle zu, hindert mich am Denken. Dabei sollte ich jetzt wirklich denken oder irgendetwas tun, denn mein Nichtstun zieht immer mehr Aufmerksamkeit auf sich. Schon drehen sich vereinzelt Leute nach mir um. Ein kleiner Junge, der ein Shirt mit Jan Delays Gesicht drauf trägt, zeigt sogar mit dem Finger auf mich. Meine Hände schwitzen noch stärker. Ich merke, wie mir der Kunststoffeinband des Gesangbuches durch die Finger glitscht. Es fällt polternd zu Boden. Das Geräusch ist in der Nachnationalhymnenstille sehr laut, hallt im Gewölbe des Kirchenschiffs wider. Ich hebe das Buch hektisch auf. Jeder, jeder schaut mich jetzt an.

»Du da!«, ruft der Pastor. Jetzt wenden alle ihre Köpfe zu mir. »Du da, mit den dunkeln wuscheligen Haaren und der Jogginghose! Steh auf und zeige der Gemeinde, dass auch du dazugehörst!«

Seine Stimme fährt in mich wie ein Blitz! Die Angst ist jetzt nicht nur bloß in meinem Körper, sie umgibt mich wie ein Schatten, wie eine Wolke aus lähmendem Gas, Napalm oder Zyklon B oder was weiß ich, irgend so ein Giftscheiß. An irgendeine Bewegung, an irgendeine Reaktion ist nicht zu denken.

»Runter mit der Hose! Zeige der Gemeinde, zeige dem Herrn, zeige der Nation, dass du unbeschnitten bist!« Seine Stimme ist ein Donnerhall.

Jetzt, jetzt ist der Moment, in dem mein kleines jüdisches Herz einfach so, nach siebenunddreißig Jahren, mit dem Schlagen aufhören wird, denke ich. Das war's dann. Ciaoi.

Plötzlich höre ich, wie das Tor der Kirche auffliegt, dann das Knattern eines schweren Motorrads, ein kurzes Beschleunigen. Eine schlingernde Vollbremsung vor meiner Bank. Ich begreife kaum, dass mich der Motorradfahrer hinter sich auf die Maschine zerrt, sich meine Arme reflexhaft um seine Taille klammern, uns die vielen Pferdestärken brüllend aus der totkalten Kirche tragen. Aus dem Augenwinkel sehe ich eine Horde Schäferhunde, die uns hinterherjagt. Ihre Augen leuchten rot und bedrohlich. Ich spüre den Fahrtwind in meinem Haar und rieche den vertrauenerweckenden Geruch der Lederjacke des Fahrers. Ich bin denen entwischt, denke ich. Ich bin denen tatsächlich entkommen. Ich bin frei!

Nachdem wir die kleine Stadt mit ihren Kanälen endlich hinter uns gelassen haben und in Sicherheit sind, dreht sich der Mann zu mir um. Er nimmt seinen Motorradhelm ab, ich erkenne ihn: Es ist Jochen Distelmeyer.

»Wow.« Mehr fällt mir nicht ein.

»Oliver«, sagt er, »wenn du leben willst, dann komm mit mir!«

Als ich aufwache, bin ich vollkommen verschwitzt. Was für ein abgefuckter Traum! Müde und verwirrt stehe ich auf, schlüpfe in meine Leopardenmusterjogginghose und in ein Longsleeve und hole mir mein Frühstück im Flur. Tom humpelt schon wieder in unserem Zimmer auf und ab. Er trägt immer noch den Stahlhelm, hat ihn auch während des Schlafens nicht abgesetzt, eigentlich setzt er ihn jetzt gar nicht mehr ab. Die Spatzen zwitschern so megalaut in der Jalousie, dass ich es bald nicht mehr aushalten kann. Die Sounds haben ein bisschen was von Hitchcocks *Vögel*.

»Diese Spatzen fucken mich so ab«, sage ich zu Tom. »Wenn ich mit diesen Vögeln sprechen könnte, würde ich ihnen am liebsten sagen, dass sie still sein sollen, weil ich sie sonst zerstöre, indem ich die Jalousie einfach runterfahre.«

Tom schaut verwundert. »Warum sagst du's ihnen nicht einfach?«

Ich werfe ihm einen irritierten Blick zu und er entgegnet mir mit einem verschmitzten Lächeln: »Wie, kannst du etwa nicht mit Tieren reden?«

Ich warte auf die Pointe, aber sie kommt nicht – in einer Psychiatrie wahrscheinlich ein ganz normaler Moment, für mich allerdings verstörend.

\*

Die Visite in Gestalt von Grünzweig, Chefdoc Lampinger und zwei Schwestern betritt das Zimmer, Grünzweig bittet mich, kurz auf dem Flur zu warten, während sie mit Tom reden. Ich gehe vor die Tür und starre den Gang hinunter. Bella läuft an mir vorbei und lächelt mich an, dann ertönen laute Schreie aus unserem Zimmer. Es ist Toms Stimme, ich höre ihn brüllen: »Ich will eure verfickten Ausweise sehen! Könnt ihr euch ausweisen? Ich weiß genau, welches Spiel ihr spielt! Ihr seid doch gar keine Ärzte, ich weiß es! Das ist doch alles nur ein Spiel!«

*The Game?* Ich höre, wie die Ärzte versuchen, ihn zu beruhigen, doch Tom schreit weiter: »Ihr seid nicht real! Ich weiß es!« Dann Grünzweigs Stimme, wie er immer wieder besänftigend sagt: »Beruhigen Sie sich doch.« Und ich denk mir, während ich vor der Krankenhauszimmertür warte, wenn man filmen könnte, was jetzt gerade in diesem Zimmer abgeht, hätte man einen prima YouTube-Werbefilm für *Call of Duty.* »WILLST DU AUCH SO WERDEN WIE TOM? DANN KAUF DIR JETZT *CALL OF DUTY!*«

Die Arztposse verlässt das Zimmer, Grünzweig sagt mir, dass wir die Visite später mit dem Einzelgespräch zusammenlegen. Ich öffne langsam die Tür und gehe zurück zu Tom ins Zimmer, der schnell atmend auf dem Bettrand sitzt und vor sich hin starrt. Dann, von einer Sekunde auf die andere, springt er plötzlich auf und flippt so richtig aus, selbst das ätzende Gezwitscher der Spatzen verstummt, und ich frage mich in diesem Moment zum ersten Mal, wie Spatzen im Dezember in deutschen Jalousien überleben können.

Er brüllt mich an: »Du, du bist doch genauso wie die anderen. Du bist ein Teil meines Unbewussten und steuerst mich. Hör auf, hör auf, hör auf, bitte hör auf!«

Mit einer schnellen Bewegung nimmt Tom die Bibel von seinem Nachttisch und attackiert mich. Immer wieder schlägt er damit auf mich ein. In meinem

126

Kopf macht es Klick, ich weiche aus und springe auf ihn drauf. Hundertdreißig Kilo gegen fünfundsechzig und eine Beinprothese. Ich werfe ihn um, sitze auf ihm, meine Knie auf seinen Unterarmen, sodass er sich nicht mehr bewegen kann. Tom atmet hektisch und versucht, sich aus meinem Griff zu befreien, keine Chance. Auch mein Atem geht schnell, ich erschrecke vor mir selbst. Wo kommen diese Kraft und dieser Wille her, die ich schon so lange nicht mehr empfunden habe? Für einen klitzekleinen Moment spüre ich Energie, die durch meinen ganzen Körper schießt.

»Du Wichser!«, schreie ich ihm ins Gesicht. »Dein Scheißleben interessiert mich nicht, du interessierst mich nicht, ob du lebst, kackst oder irgendetwas machst, es interessiert weder mich noch irgendeinen Menschen auf diesem Planeten! Warum, sag mir auch nur einen Grund, warum dich jemand verfolgen sollte oder an deinem traurigen, verkackten Leben interessiert sein sollte! Selbst wenn du gleich aus dem Fenster springst, interessiert das hier kein Schwein. Du bist nichts, du bist egal!«

Während ich laut und hart zu ihm spreche, denke ich parallel, oh fuck, ich habe den Bogen krass überspannt. Hoffe, dass er sich nicht gleich wirklich etwas antut. Ich bekomme Angst und Schuldgefühle. Warum? Vielleicht weil ich nicht zu meiner Handlung stehe? Weil ich keine Verantwortung übernehme für das, was ich bin, was ich tue?

Ich lasse ihn los. Tom bleibt einfach auf dem Boden liegen und weint.

Vor fünf Monaten habe ich aufgehört zu rauchen, jetzt erinnere ich mich daran, dass in meiner Kosmetiktasche noch Zigaretten sind. Ich gehe ins Bad, schnappe mir die Zigaretten und rauche am Fenster eine Lucky Strike. Alter, was für ein Abturn. Ich denke: Tom, du kaputter Typ. Und dann denk ich: nebbich. Ich erinnere mich daran, dass ich mich nicht ablenken und mich auf mich besinnen soll. Okay, verstehe ich, aber ey, er hat mich mit dem Neuen Testament angegriffen! Respektlos.

Um mich zu beruhigen, verlasse ich für eine Weile das Zimmer, streife durch die Flure. Im Gemeinschaftsraum läuft der Fernseher: eine Wiederholung vom *Quatsch Comedy Club*. Geil, genau das, was ich jetzt brauche.

Quatsch Comedy. Ich war jahrelang Gelegenheitsdarsteller in drittklassigen Comedy-TV-Serien. Ich habe nur noch gekotzt. Ich wollte, konnte nicht mehr. Cut. Vielleicht zu meinen Wurzeln zurück, zum Klassenclown. Das professionelle Pendant zum Klassenclown ist der Stand-up-Comedian. Komik funktioniert nur durch Authentizität. Stand-up-Komiker werden! Ein neuer Lenny Bruce, ein weißer Richard Pryor.

Woher kommt dieser innere Affe, der seit Jahren so hartnäckig an den Gitterstäben meiner zarten Seele rüttelt und Purzelbäume schlägt, auf Bananenschalen ausrutscht und das Zirkuspublikum bisweilen mit fauligem Obst bewirft?

Vieles ist so traurig, so lame, dass man fast schon

wieder darüber lachen kann. Drüber lachen, warum eigentlich nicht? Und wenn ich drüber lachen konnte, warum dann nicht auch andere?

Was ist denn dein Thema auf der Bühne? Ich habe kein Thema. Ich bin mein Thema.

»Wenn du leben willst, komm mit mir.« Ich denke an Papenburg im Emsland, an Deutschland, an dieses seltsame Land, von dem ich ein Teil bin und irgendwie doch nicht, aber irgendwie doch. Und an diesen strangen Traum von der Kirche, an meine Angst, meine Verwirrung. Vielleicht ist es genau dieses Anderssein, dieses Gefühl, nie wirklich dazuzugehören, das mich dazu angestachelt hat, Stand-up-Comedian zu werden. Vielleicht sind es die ganzen Ängste, Demütigungen und Alltagsantisemitismen, die mich dazu gebracht haben, auf einer Bühne zu sprechen.

Distelmeyer auf dem Motorrad in dem Traum – gar nicht der Blumfeld-Sänger, sondern ein Symbol meiner eigenen jüdischen Identität?

Vor einigen Jahren war ich beim Prix Pantheon eingeladen, einer von diesen verkackten Kabarettpreisen, bei denen am Ende ein Comedian gewinnt, der keine Pointen hat, aber freundlich ist und vielleicht sogar noch jonglieren kann.

Ich habe mich mein Leben lang geweigert an Wettbewerben teilzunehmen bzw. mich zu messen mit anderen. Aber irgendwie hatte mich dieser Typ von dem Laden dort reingequatscht, in einer schwachen Minute habe ich zugesagt. Bildungsbürgertum, die Lehrer mit den Cordhosen, Unterpublikum!

Ich tigerte schon seit zwei Tagen an diesem venue herum, da es auch für den WDR aufgezeichnet werden sollte und man unsägliche Stellproben absolvieren musste. Es war wahrscheinlich zu viel verlangt, einen Typen mit einem Mic mithilfe von sieben Kameras abzufilmen, nein, da brauchte es schon zwei Tage zum Üben. Die Fernsehleute waren kalt und unfreundlich. Sie behandelten mich, als müsste ich ihnen danken, dass ich überhaupt hier war. Auch ein vollkommenes Missverständnis. Wir sind die Künstler mit den Inhalten, die ihre Show füllen, sie glänzen lassen können. Glänzen: ein nicht so beliebter Zustand in Germany. Glänzen führt immer direkt zum Neid. Anderssein auch.

Die Atmosphäre war piefig, stickig, 80er-Jahre-Schlaf, Ex-Hauptstadt-Flair in einem Kellertheater in Bonn. Ich war der Letzte an diesem Tag, vor mir johlte das Publikum. Dave Davis trat auf, ein deutscher Blacky ugandischer Abstammung, als Toilettenmann verkleidet. Er bestätigt die Klischees, die das Publikum beklatscht. Die Leute lachten über den Toilettenmann, der ihre Kacke wegkratzt: Der Bimbo zum Anfassen. Ich hätte gerne gekotzt und wäre am liebsten einfach abgehauen. Ich war zu unentschlossen, hörte, wie mich der Host, ein altes Kabarettkarnevalsgestein, anmoderierte. Jede Rede von Goebbels hatte mehr Wärme als diese Anmoderation.

Ich betrat die Bühne. Geblendet von den 70er-Jahre-Scheinwerfern und den Leuten, die eben noch den schwarzen Typen beklatscht hatten, der sich innerhalb zwanzig Minuten weißer als weiß gespielt hatte. Bei jedem meiner Witze fühlte ich mich unwohl, ich mochte meine Gags, nur spürte ich, dass ich hier falsch war, in diesem Keller, an diesem Tag, in diesem Land, mit dem, was ich machte. Nach fünfzehn Minuten kam ich zum Ende meiner Show, an dem ich das Judenspiel spielte, ein Spiel, bei dem ich Prominente nannte und das Publikum »Jude« oder »Normal« rufen musste. Während des Spiels verließen etwa zehn Leute den Raum. Ein Typ in der ersten Reihe sprang auf, schrie mich an und warf mir vor, ich propagiere den Antisemitismus in Deutschland. Derselbe Typ, der vorher zum Funnybimbo auf Eins und Drei geklatscht hatte. Mein Auftritt war vorbei. Ich nannte meinen Namen, das Publikum rief »Jude!« Ich sagte: »Nein, ich bin normal, denn ich mache das nur fürs Geld.«

Später wartete ich mit einem Freund im Barbereich zusammen mit Künstlern und Zuschauern auf das Ergebnis. Da sprang der Typ von der ersten Reihe aus dem Nichts auf mich drauf und schrie mich an. Ob ich denke, dass ich als Jude etwas Besonderes sei? Ich fragte mich still, wer von uns beiden den Antisemitismus förderte. Die Situation wurde erst gelöst, als mein Tourbegleiter dem Typen eine langte.

Das Beängstigende war, dass niemand, wirklich niemand der Situation Aufmerksamkeit schenkte, geschweige denn fragte, ob alles okay sei. Die Fernsehleute, die anderen Künstler, die Agenten – niemand. Ekliges Dreckspack. Nichts anderes hätte ich von euch erwartet.

\*

Tom liegt erschöpft auf seinem Bett.

»Tut mir leid wegen dieser Sache. Kommt nicht wieder vor«, entschuldigt er sich verlegen.

Ich nicke zustimmend, mit zugekniffenden Lippen, nehme mir ein Wasser vom Tisch und gehe zum Wintergarten, zur Gesprächstherapie.

Grünzweig fragt mich, was ich glaube, was mir guttun würde. Ich schweige. Ich weiß es nicht. Ich denke an meine Tante in New York, sie sagte mal, als es mir nicht gut ging: »Oliver, you have to go to the circus.« Zirkus. Sie kennt mich gut.

Meine Tante, sie ist so USA, obwohl sie ja aus dem Emsland kommt. Her look, the way she dresses, ihre großen extravaganten Brillen, ihre Frisur. Jedes Jahr ein neuer Besuch, ein neuer Look.

Da ich quasi zero Verwandte habe, freute ich mich schon als Kind immer besonders auf sie, nicht nur, weil ich sie so wahnsinnig gerne mag und weil sie ein so großes Herz hat, nein, auch weil sie immer die coolsten Geschenke aus New York mitbrachte. Die ersten Nintendotaschenspielgeräte mit Super Mario Bros., das originale Trio Casio VL-1-Keyboard mit dem Dadada-Beat oder, als ich dreizehn war, ein Alf-Kostüm.

Es war immer so aufregend, wenn sie kam, meine Tante aus New York. War auch cool, in der Schule zu sagen: »Du, ich kann nächste Woche nicht, da kommt meine Tante aus New York.« Sie kam aus einer Welt, die allein durch ihre Erzählungen vertraut und heimatlich klang. Bunt, groß, neon, Shows, Weite, Heimat, schräge Vögel und Zirkus, viel Zirkus.

Das Zirkuszelt, wenn damals ein Zirkus in der Stadt war, war mein Fluchtort, mein Kängurubeutel, meine Heimat für zwei Stunden, in der ich vergaß, dass ich in Papenburg war.

Wenn uns meine Tante in Papenburg besuchte, fühlte es sich immer so an, wie wenn der Tisch wackelt und du einen Bierdeckel knickst und unter das Tischbein schiebst, damit das Wackeln ein Ende hat. Der Tisch war stabil, wenn sie da war. Familie. Geborgenheit. Für einen Moment.

Es gibt nicht viele Orte in der Welt, an denen ich mich aufgehoben fühle. So ein tiefes, vertrautes Aufgehobensein meine ich.

Wo ist meine Heimat? Ich mag nicht mehr reisen. Wie ein Hund, der auf jeden Schoß springt, pendle ich von Hotelzimmer zu Hotelzimmer, von Bühne zu Bühne, taumle ich von Nichtverstandenwerden zu Nichtverstandenwerden. Heimat kann auch sein, dass ihr mich versteht.

Vom Gefühl her ist New York meine Heimat, aber nicht weil: »Yeah New York!« Nein, weil: Papenburg, Deutschland. Heimat, für mich nicht objektiv belegt.

133

Wenn ich hier angelabert werde mit »Ey, du siehst so dunkel aus, woher kommst du?«, antworte ich in der Regel: »Vater deutsch, Mutter russisch und beide jüdisch.« Und meistens kommt diese aggressive Antwort zurück: »Warum musst du denn jetzt erwähnen, dass du jüdisch bist? Ich sag doch auch nicht, dass ich katholisch bin, wenn du mich fragst, woher ich komme.«

Stimmt, du Trottel. Eigentlich ist die einzig wahre Antwort: »I come from my mother! Fuck off!«

Meine Tante arbeitete, nachdem sie Anfang der 50er-Jahre nach Jew York kam, als Babynurse für eine deutsch-jüdische Familie. Die einzige Bedingung bei dem Job war, dass sie mit den Kids nur Deutsch sprach. Alte Heimat in der neuen Heimat. Später, als sie die Kinder quasi mit großgezogen hatte, wechselte sie den Beruf und arbeitete als Kosmetikerin. Aber nicht in einem festen Shop, nein, sie kam zu den Kunden, in ihre offices. Da hatte dann jeder sein eigenes Nagelset, spätestens seit den 80ern, Aidstime. Bis zu zehn Kunden hatte sie pro Tag. Heute übt sie mit ihren fast siebenundachtzig Jahren den Job nicht mehr aus, nur für den ein oder anderen treuen Kunden.

Als ich vierzehn Jahre alt war, durfte ich sie besuchen. Ganz alleine flog ich zu ihr. Am Flughafen Bremen wurde ich beim Lufthansa-Staff abgegeben. Ich war sehr aufgeregt. Beruhigend zu wissen, dass meine Tante am Gate in New York auf mich warten würde. Anders als bei meinem Freund Ibrahim, der im Iran geboren ist, während des Irak-Kriegs. Da seine Eltern wie viele Eltern Angst um ihr Kind hatten, wurde er von ihnen, als er fucking sechs Jahre alt war, aus dem Land geschleust, mit einem fremden Typen, der ihn bis nach Frankfurt mitnahm, wo er dann alleine mit einem kleinen Blumenstrauß als Kennzeichen ein paar Stunden auf den nächsten Schmuggler, der ihn nach Norwegen bringen sollte, warten musste. Der Typ, der ihn abholen sollte, tauchte nie auf. So verbrachte Ibrahim mit seinen sechs Jahren drei Tage allein am Frankfurter Flughafen. Irgendwann wurde er von der Flughafenpolizei aufgelesen und in ein Kinderheim gebracht, wo ihn sein Onkel ein halbes Jahr später abholte. Iranian displaced Kid.

Am Flughafen Bremen hängte man mir so einen Brustbeutel um, in dem meine Papiere drin waren, dann wurde ich von Gate zu Gate gebracht. Das Geile war, dass man nie warten musste bei diesen ganzen Kontrollen. Ich wurde privilegiert an den anderen Passagieren vorbeigeführt. Ein wichtiges Argument dafür, immer Kind zu bleiben.

Heute hasse ich diese alleine travelnden Kinder, wenn ich durchgeschwitzt und abgehetzt am Gate sitze, dreihundert Passagiere das plane boarden und dieses überhebliche Kind mit der Stewardess und einem Grinsen an mir vorbeistolziert.

Ich erinnere mich nicht mehr an den Flug, nur daran, dass ich vor den anderen Passagieren mein Essen bekam, aber nicht, weil ich die Superkidbehandlung hatte, nein, sondern weil meine Mutter im Reisebüro angegeben hatte, dass ich gerne koscher essen möchte. Ein Oxymoron: gerne koscher essen. Koscheres Essen kann eine Strafe sein. Dann noch als Flugzeugmenü. Widerlich.

Als ich in New York landete, wartete meine Tante am Gate mit einem Freund, der ein Auto hatte. Hermann. Er kannte meinen Vater und erkundigte sich direkt nach ihm. Wir fuhren vom JFK Airport, der außerhalb Manhattans liegt, nach NYC rein. Die Stoffsitze rochen so gut, so anders. Meine Tante vorne, Hermann am Steuer und ich auf der Rückbank. Die Rückbank in einem Auto hat auch immer so etwas von Geborgenheit, damals bei meinen Eltern hab ich es geliebt, dort zu sitzen, fühlte mich sicher, bis heute. Und wenn man etwas sagen möchte, steckt man den Kopf so nach vorne zwischen Fahrer und Beifahrer, auch das ist Heimat.

Ich starrte aus dem Fenster, auf die Manhattan-Skyline. Es war gar nicht so ein Wow-Staunen, sondern ein Ich-bin-da-Gefühl.

Über eine große Brücke kamen wir direkt nach Manhattan, fuhren durch die Straßen New Yorks: Menschen, hohe Gebäude, Dampf, der aus den U-Bahn-Schächten aufstieg. Hupen. Baustellengeräusche, zum Central Park West. Hier war es ruhiger. Wir stoppten vor einem riesigen Gebäude, ein doorman öffnete die Autotüren und holte das Gepäck aus dem Kofferraum. Meine Tante introducte mich stolz jedem der drei doormen: »This is my nephew Oliver from Germany.« Ich fühlte mich wie ihr Bierdeckel, es fühlte sich gut an.

136

Durch die Lobby zu den Aufzügen, überall Spiegel, Stuck an der Decke und Blumen, viele Vasen mit Blumen. Ich war im Erdmännchenmodus, neugierig, meine Augen groß. Hermann, meine Tante und ich fuhren hoch in den sechsten Stock, in einem alten Fahrstuhl, der von einem Liftboy betätigt wurde: »Good afternoon Ms Polak, how are we today?«

»Good afternoon Diego – great. This is my nephew.«
»Hello! Is it your first time in New York?«

Ich nickte schüchtern und er wünschte mir eine gute Zeit. Wir stiegen aus, gingen einen langen Korridor entlang, bis wir vor einer Tür haltmachten, vor der ein riesiger, mit Helium gefüllter Luftballon hing, auf dem in großen Lettern »Welcome Home« stand. Meine Tante öffnet die Tür, zwei Schlösser.

»Sicher ist sicher«, sagte sie. »Man kann ja nie wissen.« Sicherheit.

Ich betrat diese wunderbare, gemütlich eingerichtete Wohnung. Mein Blick streifte über die Regale. Fotos, viele Fotos, von mir, meiner Schwester, meinen Eltern, meinen verstorbenen Großeltern. Ich solle mich wie zu Hause fühlen, sagte meine Tante. Zu Hause fühlen. Ich bin zu Haus.

Ich blieb eine Woche. Da meine Tante die Woche über arbeiten musste, verbrachte ich die Tage mit ihrer besten Freundin, einer älteren Dame um die siebzig aus Wien. Linda. Tagsüber zeigte mir Linda das World Trade Center, das Empire State Building, die Statue of Liberty, das Guggenheim-Museum. Abends schaute ich mit meiner Tante Shows, *Penn & Teller*,

*Cats* und *Ringling Bros. and Barnum & Bailey Circus*. Wir trafen auch ein paar Bekannte, die früher in Papenburg gelebt hatten und meinen Vater kannten. Ich erinnere mich noch, wie seltsam es war, dass ich für sie so etwas wie der Stellvertreter meines Vaters war. Immer wieder fragten sie: »Wie geht es deinem Vater? Wann kommt dein Vater nach New York?«

Die Woche verging wie im Flug. Den letzen Tag vor meiner Abreise verbrachte ich mit meiner Tante im Central Park West Apartment. Meine Tante buk, ich packte meinen Koffer und wir hörten Jim O'Rourke.

Seit meinem vierzehnten Lebensjahr versuche ich jedes Jahr nach New York zu fliegen. Zuletzt war ich dort, als ich schon schwer depressiv war, vor ungefähr sechs Monaten. Ich hatte gedacht, zwei Wochen New York könnten vielleicht helfen, mich wieder auf den Track zu bringen. Das war ein Trugschluss.

Ich schlief bei einem Freund in Brooklyn, den ich noch von meiner Zeit, als ich auf dem jüdisch-orthodoxen Internat in England war, kannte, und ging sad durch die Straßen von New York. Ab und zu traf ich mich mit meiner Tante und war sonst viel alleine. Orientierungslos wie ein Irrer lief ich jeden Tag irgendwohin, auf der Suche nach etwas, das es vielleicht nicht gibt. Soho, Downtown, Times Square, diese übergroßen LED-Wände. Blieb vor einem Poster, das die neue Louis-C.K.-Serie *Louis* auf HBO bewarb, stehen und starrte es an. Lange. Ich dachte an Erfurt, an die Jüdischen Kulturtage. Ich sollte dort aus meinem Buch *Ich darf das, ich bin Jude* lesen, das war ein, zwei Jahre her. Ein Freund und ich waren zusammen im Auto dorthin gefahren. Erfurt, eigentlich eine ganz schöne Stadt. Wir fuhren kurz zum Hotel, checkten ein, dann weiter zum Theatercafé. Dort angekommen, ging ich direkt zur Bühne, um den Sound zu checken.

Die Show sollte um 20 Uhr losgehen, doch um 19.45 Uhr saßen immer noch nur sechs Leute im Saal. Ich war verwundert – zu meinen Lesungen kamen zu diesem Zeitpunkt eigentlich etwa um die fünfhundert Leute. Ich fragte den Typen vom Laden, ob das immer so sei in Erfurt. Er flüsterte mir zu, dass die Veranstalter Angst gehabt hatten, Plakate aufzuhängen – das Plakat zeigt mich zusammen mit einem Schäferhund mit Waffen-SS-Mütze und Davidstern –, weil sonst vielleicht Nazis gekommen wären. Und dass sich Geschäftsleute geweigert hatten, die Poster aufzuhängen, weil sie Angst hatten, dass ihre Scheiben eingeworfen würden. Hä?

Während mein Showintro lief, fragte ich den Typen vom Laden, ob sie hier schon mal Ärger mit Nazis gehabt hätten. Er stockte für einen Moment und fragte mich, ob ich eine ehrliche Antwort haben wolle.

Ein Comedian. Ein Autor, der ein Buch schreibt. Für Lesungen gebucht und bezahlt wird. Für den aber keine Werbung gemacht werden kann, weil das gefährlich ist. WTF!

Ich wandte meinen Blick von dem großen *Louis*-Plakat ab und lief weiter und weiter. Gefühlte fünfzig Blocks später stand ich vor dem *Comedy Cellar* in der Macdougal Street in Soho. Es war schon dunkel, die Glühbirnen des Schriftzugs strahlten mir ins Gesicht. Ich kaufte mir ein Ticket für die 22-Uhr-Show. Nick Griffin, Dave Attell und andere spielten hier an diesem Abend. Einlass. Ich ging die engen Kellertreppen hinunter. Die Wände waren mit Schwarz-Weiß-Porträts von Comedians gepflastert. Chris Rock, Larry David, Jerry Seinfeld, Louis C.K. Sie alle waren hier schon aufgetreten. Und sie alle schauten ernst auf ihren Fotos. Ernst, aber zuversichtlich.

Der *Comedy Cellar* war ein sehr eng bestuhlter Klub mit kleinen Tischchen. Um die hundertfünfzig Leute passten rein.

Die Show verging wie im Flug, eine Mauer, ein Mikrofon, ein Host und sechs Comedians. Nein, eigentlich waren es sieben: Als der letzte Comedian die Bühne verlassen hatte und die Kellnerinnen die Drinks abkassieren wollten, kam der Host noch einmal auf die Bühne und sagte: »We now have a very special guest – ladies and gentlemen, please welcome Mr Louis C.K.!«

Meine Gedanken konnten der Realität kaum folgen. Louis C.K. betrat die zwei mal zwei Meter große Bühne des *Comedy Cellar*. Glücksschwein. Er legte seinen Block mit Notizen und sein iPhone auf das Klavier und startete.

Beseelt verließ ich eine halbe Stunde später den *Cellar*. Stand noch eine Weile vor dem Klub auf der

Straße herum und beobachtete die Comedians, die neben dem Hauseingang auf den Treppen saßen und sich unterhielten, Louis, Judah, Dave Attel. Ich fühlte mich zu schlecht, als dass ich mich getraut hätte, zu ihnen rüberzugehen. Was hätte ich ihnen sagen sollen? Also drehte ich mich um und ging in Richtung des Central Parks West davon.

Ich lief und lief, meine Gedanken zermürbten mich, ich lief meine Gedanken aus dem Kopf. Sehnsucht gepaart mit Zukunftsängsten. Einsamkeit. Ich lief über eine Stunde lang, Block für Block. Ich wollte nicht aufhören zu laufen. Schließlich erkannte ich die Lichter des Times Square. Sie kamen näher, bis ich wieder vor dem Louis-C.K.-Plakat stand. Vor zwanzig Jahren hing an genau dieser Stelle ein megagroßes Plakat mit Bill Cosby drauf, eine Werbung für Kodak. C u in twenty years.

Ich lief weiter, hoch zum Central Park, vorbei an den Straßenkehrern, den Abschleppfahrzeugen, vorbei an dem Platz, auf dem tagsüber die Kutschen stehen. Bis ich endlich vor dem Haus meiner Tante stand. Sie hatte mir einen Schlüssel gegeben und gesagt, dass ich, auch wenn ich bei einem Freund schliefe, immer willkommen sei.

Durch den Flur, vorbei an den doormen, »Evening Mr Polak«, zum Aufzug. Da hörte ich Schritte hinter mir. Frauenschuhe, die auf dem Marmorboden klackerten. Klack, Klack, Klack. Ich drückte die Aufzugtaste. Die Fahrstuhltür öffnete sich, kein Liftboy weit und breit, ich ging hinein und drückte die Sechs. Kurz bevor sich der Fahrstuhl schloss, öffnete sich die Aufzugstür noch mal.

»Sorry, are you going up?

»Yes Madam.« Barbra Streisand betrat den Aufzug. Sie sah bezaubernd aus, trug ein schwarzes Abendkleid, darüber eine schwarze, fellartige Jacke, offenes, lockiges Haar, in dem eine Sonnenbrille steckte. »Could you press the top floor?«

Ich drückte den Knopf für sie. Sie lächelte mich an und sagte, es sei kalt geworden, draußen. Ich nickte. Sie fragte mich, wohin ich gehöre, ich entgegnete, dass ich meine Tante besuche, Ms Polak. Sie sagte überrascht: »That's your aunt?« Ich nickte. »You have a beautyful aunt, she's a very special kind person.«

Der Fahrstuhl öffnete sich, ich verabschiedete mich, ging den Flur entlang und steckte den Schlüssel in die Wohnungstür. Drei Mal abgeschlossen. Schlich zum Sofa im Wohnzimmer, zog meine Jogginghose aus und lege mich auf die Couch.

Mitten in der Nacht wurde ich wach, als meine Tante mich liebevoll mit einer Decke zudeckte. Ich schloss beruhigt die Augen.

## Fünfte Klinikwoche

Die Tage verstreichen, Wassergymnastik. Einzelgespräche. Zur Tanztherapie gehe ich nicht. Ruhe. Psychodrama mit Frau Mann. Im Zimmer abhängen, über mein Leben nachdenken. Nachdenken und nachdenken. Nach Hause, nach Berlin-Mitte fahren, Wäsche waschen, Wäsche trocknen. Zurück zum Hospital. Liegen. Geduld finden.

*

Es ist kurz vor Mitternacht. Ich betrete mein Zimmer, bin müde. Vollmond. Mondstrahlen auf meinem Bett. Das Kissen weiß, die Bettdecke weiß, das Laken weiß. Mein American-Apparel-Shirt weiß, die Calvin-Klein-Unterhose weiß. iPhone weiß. Mein MacBook weiß. Mein Kopf leert sich langsam und kommt zur Ruhe. Weiß. Neutral. Draußen weiß. So weiß. So ruhig.

Ich logge mich ein, das Krankenhausnetz funktioniert einwandfrei. Im Unterschied zu mir strahlt mein Bildschirm.

Dieses Medikament, Elontil, ist eigentlich okay, es hat nur eine Nebenwirkung: Mein Gedächtnis hat mich leider verlassen und ich kann nicht lesen, nein, ich kann das Gelesene nicht in mir behalten. Ich bin wortmäßig inkontinent. Leere! Das ist der Deal, ein Scheißdeal, aber ein Deal.

Facebook ist das Einzige, das geht. Bevor ich in die Klapse gekommen bin, habe ich in Facebook gewohnt. Es hat meine Psyche in den letzten Jahren verändert. Meine Aufmerksamkeitsspanne verkürzt. Meine Sehnsucht getriggert. Meine Unruhe beruhigt und trotzdem gefüttert. Ich Opfer.

Früher ging man einmal am Tag zum Postkasten, heute klickt man im Minutentakt und wartet auf das Aufblitzen des roten Zeichens. Unruhig. Sick. Bei *Momo* sind es die grauen Männer mit den Zigarren, die die Zeit stehlen – heute sind wir die grauen Männer, unsere iPhones die Zigarren.

Ich habe meine Umwelt in den Monaten vor der Klapse nicht mehr wahrgenommen. Starrte ins Phone, tauchte darin ab. Bei Gesprächen war ich anwesend, mein mind war bei Facebook. Suchend, nach irgendetwas – Wärme, Illusionen.

Mit wie vielen Fremden, die mich geadded haben, habe ich gechattet! »Kennen wir uns?« Manchmal kam eine Mail zurück und es entwickelte sich ein »Gespräch«. Es wurde gefickt. Gefickt ist das richtige Wort. Gehirnfick. Eigentlich sollte ich Mark Zuckerberg eine Dankeschön-Karte schicken. Facebook: Fuckbook! Facebook hat mich gefickt, meinen Kopf, meine Seele! Fremde in meinem Mail-Account. Dadaismus-Chats. Kurz. Persönlich unpersönlich!

Und immer wieder eingeloggt scrollen. Scrollen. Bilder, Fetzen fliegen an mir vorbei. Nachrichten im Postfach.

Costa: Beruhige dich!

Andrea: Melde mich später, bin noch in Weimar.

Tania: Wie findest du mein Profilfoto? Soll ich dich besuchen kommen?

Micky: Du Teufelskerl.

Nils: Können wir nicht mal ein Video zusammen aufnehmen, in dem wir ausschließlich über Weezer sprechen?

Franzi: Bist du mal wieder in Dresden?

Rotem: I thought i am yr new friend?

David: Muffensausen?

Nina: Judenzausel?

Imani: Du brauchst eine Palme in deinem Schlafzimmer. Darauf stehen die girls.

Zelda: Fangen wir mit einer ganz einfachen Frage an: Wie heißt Du?

Carla: Wo warst du am letzten Wochenende?

Jaqueline: Nigger answere me!!!

Frederic: Was ist deine Lieblingswurst?

Anne: Haben dich die Reaktionen auf deinen post nicht erschreckt?

Stefan: Kommst du mit zu Eddi Izzard?

Simon: Ficki Ficki.

Josepha: Moin Olli!

Kevin: Kiffen macht frei :)

Manuel: Scheiße, sehen das alle, dass ich bei 1&1 an der Pinnwand rumheule?

Sunny: Wie geht es dir? Bin grade in NY gelandet. Diese Stadt ist so neonwunderbarwundersuperschön. Ich möchte, dass wir noch mal fahren, zusammen, und du sie mir zeigst. Ich vermisse dich und wünsche, dass es dir bald besser geht!

Vassilis: Ich sitze nackt auf meinem Sofa, rauche eine Tüte und höre Deus und denk an dich.

Christiane: Ich bin so ein Dummerchen. Stop it. Goofy.

Coskun: Ich ficke euch alle.

Sophie: Hast du zu viel Geld, dein Auto steht im Halteverbot. Ich bekomme noch 10 Euro von dir.

Dominique: Thinking of you.

Jossi: Wir Juden finden dich nicht lustig!

Ich denke mir: Wie viele Juden ist Jossi denn?

Juden. Viele deutsche Juden gehen mir enorm auf den Zünder, geil, wie sie meinen, mich aus einer Sonderstellung bewerten zu dürfen. Ich brauche kein Wertekorsett, weder von humorlosen deutschen Juden noch von anderen Asis. Fickt euch, ihr Hurensöhne!

Ich beantworte keine der Chatnachrichten. Overkill. Ich gehe auf die Facebookstartseite. Hunderte R.I.P.-Posts. In den letzten Wochen sind Paul Walker und Mandela gestorben. Eine Bukkake-R.I.P.-Welle überkommt mich. Ich fühle mich mit oberflächlicher, heuchlerischer Unwissenheit und trostloser Dummheit bespritzt, beschmutzt. Warum rege ich mich eigentlich drüber auf? Ich könnte das Monster ausschalten, aber meine Sucht, sie ist so groß. Ich poste:

»Worum ich Paul Walker und Nelson Mandela beneide, ist, dass sie eure üblen R.I.P.-Posts nicht lesen müssen.« Fünfhundert Likes in acht Minuten.

Ein Typ, der in den letzten Monaten immer wieder »Free Palestine« an meine Wand gepostet hat – Befrei dich selbst!, denke ich –, kommentiert, es sei so wichtig, dass Menschen Mandela mit R.I.P.-Posts würdigen, damit die jüngere Generation auch weiß, wer er war. Ich bin nicht sicher, ob ich ihm verraten soll, dass es eh schon zu spät ist, dass die Generation verloren ist, weil sie Samuel L. Jackson und Mandela nicht unterscheiden kann. Er schreibt weiter, dass Mandela so wichtig sei und dass meine Antieverythingideologien hier keinen Platz haben. Ich bin für Antihohlheit.

»Dank Mandela kannst du deine Comedy machen, weil er für eine bessere Welt und Freiheit gekämpft hat. Das hast du, Oliver Polak, Mandela zu verdanken«, schreibt er weiter.

What? Ich kann Comedy machen, weil ich nicht in Fußstapfen trete. Egal. Warum denke ich überhaupt über eine Person nach, die ich nicht kenne? Verplemperte Zeit. Verplempertes Leben. Vielleicht wäre es das Beste, wenn er sich wieder auf seine Kernkompetenz konzentrieren würde: Selfies posten. Fuck it.

Das rote Symbol: Wieder eine Nachricht. Von Daniel Gans. Wer war denn das noch mal? Ach, dieser Fernsehredakteur, der mich damals nach der *NDR-Talkshow*, in der ich Gast war, betrunken beleidigt und provoziert hatte. Warum nur bin ich mit dem bei Facebook befreundet? Keine Ahnung. Er schreibt: »Oliver, ich habe mich entschieden, Folgendes nicht an deine Wall zu posten.« Hä? »Ich finde es so schade, dass du deine einzigartige Position als einziger jüdischer Komiker für drittklassige Pointen verschenkst.« Comedygestapo. Wer ist dieser Typ? »Ich bin so enttäuscht von dir. Juden sind normalerweise intelligent und schlau, aber was du hier bringst, ist traurig.« I love positiven Rassismus. »Ich biete dir gerne ein Gespräch an, bei dem ich dir ein paar Tipps geben kann. Sich schlau lustig zu machen, ist auch eine Kunst.«

Sie warten alle drauf, dass mein Bauch gar nicht mein dicker Bauch ist, sondern Woody Allen aus mir herauskrabbelt und sie belustigt, vielleicht noch mit 'ner Klarinette, und rumjiddelt. Genau diese Mails, diese Dummheit, diese Ressentiments haben mich in mein Krankenhausbett getrieben. Dieser Spast. Er sitzt wahrscheinlich in seiner Wohnung in Unterhose auf dem Sofa, hinter ihm ein Kunstgemälde von Jonathan Meese, auf das er sich bis zum Ende seines Lebens einen runterholt, und ist einsam, trinkt Rotwein und hat nichts Besseres zu tun, als mir zu schreiben, an einem Freitagabend. Wenn er wirklich denkt, was er denkt, würde er mir nicht am heiligen Shabbat schreiben. LOL.

Wieder das rote Fähnchen. Eine Nachricht von Helga, einer schwarzen Amerikanerin. Sie schreibt, sie suche in Hamburg eine Bude und fragt, ob ich vielleicht was an der Hand habe. Ich antworte und frage, warum sie auf mich komme, da ich ja in Berlin lebe. Sie entgegnet: »Na, Juden haben doch immer Immobilien.« Ich frage sie, wer diese Nachricht für sie verfasst habe, da Schwarze ja nicht lesen und schreiben können. Dann klappe ich mein MacBook zu und werfe es gegen die Wand. Es scheppert. Die Tastatur und der Bildschirm sind entzwei. Getrennt. Zerstört. Kaputt. Dann renne ich ins Bad und übergebe mich.

Als ich zurückkomme, sitzt Tom auf der Bettkannte und starrt apathisch auf den kaputten Laptop. Als ob er ihn bewachen müsste. Wachen. *Someone to Watch Over Me*, George and Ira Gershwin. »Wie soll ich meine Seele halten« – Rilke. Stille. Ich lege mich aufs Bett. Bevor ich einnicke, nehme ich mein Handy und checke Facebook. Keine Nachricht.

Am Morgen werde ich durch ein Blinggeräusch meines Smartphones geweckt. Eine Nachricht vom Talkshowredakteur. Er schreibt: »Verzeih mir meine drastische Meinung, ich war allein auf meinem Sofa und hatte zu viel Rotwein getrunken.« Eine Wiedergutmachungsmail. Wiedergutmachung. I love Wiedergutmachung.

*

Ich muss mich beeilen. Psychodrama. Ich bin zu spät. Hastig klopfe ich an die Tür.

»Herr Polak, bitte stellen Sie sich zu uns in den

Kreis«, sagt Frau Mann zu mir und wendet sich dann wieder an alle: »Die Kunst ist, das Leben als das zu nehmen, was es ist. Lernen Sie doch mal, sich zu akzeptieren. Sie sind niemandem Rechenschaft schuldig. Im Leben wird nichts mehr nachgeliefert. Brecht schrieb, er könne diese ewige Sonne nicht mehr ertragen. Keine Veränderung, kein Regen. Das Leben ist ein Auf und Ab. Jeden Tag Sonne ist auch langweilig.«

Ich fühle mich aufgekratzt. Brecht, den hab ich eh nie so richtig geschnallt. Orientierungslosigkeit.

Die Mitpatienten tragen ihre Gefühlszustände vor. Ich bin draußen mit meinen Gedanken. Mein Blick liegt auf den verschneiten Ästen der Bäume. Ich sehne mich nach dem Beständigen.

Frau Mann interveniert in den Monolog einer Mitpatientin, die schon seit mehreren Sitzungen ein und dieselbe Geschichte wiederholt. Leichte Aggressivität steigt in mir hoch.

»Das ist das, was mich so viel Kraft kostet, Sie da anzuhalten und rauszukatapultieren – keiner will aus dem Karussell aussteigen. Ich bin entschieden, Sie aufzuhalten. Das macht Kratzer. Ich spreche die Wahrheit aus, die Sie nicht hören wollen.«

Meine Gedanken im Schnee, Leere, doch sie werden von Frau Manns harter, rauer Stimme unterbrochen. »Herr Polak, Sie sind nun seit etwa fünf Wochen hier und haben so viel geredet, aber wir wissen immer noch gar nichts über Sie. Sie reden so gerne. Haben so viele Tipps. Aber was ist mit Ihnen?«

Ich kann mich selbst nicht mehr labern hören. Polak, frage ich mich, was ist eigentlich so kompliziert? Was funktioniert – was nicht?

»Herr Polak, Sie missbrauchen Ihren Verstand. Was fehlt?«

»Die Lust zum Leben«, antworte ich trocken.

»Die haben wir hier nicht«, entgegnet Frau Mann hart. »Und die Lethargie stellt sich Ihnen in den Weg bis hin zur Katastrophe. Sie hatten mit dreißig eine tödliche Erkrankung. Reden Sie die Todesangst nicht so klein! Wenn Sie klug sind, Herr Polak, nutzen Sie die Krise, in die Sie gestürzt sind, zum Innehalten und Bilanzieren. Für eine Midlifecrisis ist es bei Ihnen noch ein bisschen früh.«

Polak, sei still, denke ich, und diskutiere nicht! Das ist deine Übung hier. Sie hat dich die letzten zwei Sitzungen ignoriert, genau das ist deine Aufgabe, an der du dich abarbeiten kannst!

»Sie können sich nicht mehr erlauben wegzulaufen – das will jetzt mit schonungsloser Klarheit, mit einer Wahrhaftigkeit, wie es stärker nicht geht, gesagt werden. Ihre Angst ist Kitsch! Der Holocaust soll der Holocaust bleiben, der hat mit Ihnen doch gar nichts zu tun!«

Stille, ich halte inne. Sie hat recht. Ich muss den alten Waggon verlassen, aussteigen und das Vergangene hinter mir lassen. Einigen wir uns auf die Zukunft.

»Nehmen Sie endlich Ihr Leben in die Hand.«

Heavy. Die Stunde ist vorbei, sie hat ewig auf mich

151

eingeredet. Knock-out in der ersten Runde. Die Mitpatienten und ich verlassen den Raum.

*

Die nächsten vier Tage sind der totale Abturn. Tavor,
das starke Beruhigungsmittel, wird ziemlich abrupt
ausgeschlichen. Es ist wie ein Kaltentzug. Ich gehe die
Wände hoch vor lauter Unruhe, dieses Ausschleichen
fühlt sich wie ein starker Rückfall an. Es ist aber nur
eine Illusion, nach ein paar Tagen findet man wieder das Gleichgewicht. Normalerweise schau ich immer drauf, wie lange ich noch wo bleiben muss, oder
ich denke drüber nach, wie lange ich wohl schon wo
bin, doch jetzt habe ich jegliches Gefühl für Zeit und
Raum verloren. Und ich weiß nicht, ob und wenn ja,
wann es mir besser gehen wird.

Wie schon in den letzten fünf Wochen gehe ich auch
heute zur morgendlichen Wassergymnastik. Danach
frühstücke ich, Visite, Einzelgespräch, und dann ist
da noch diese Tanztherapie, zu der ich gehen sollte.
Ich habe sie bisher jedes Mal geschwänzt und Grünzweig bat mich drum, es zumindest einmal auszupro-
bieren. Okay. Zehn vor zwei. Ich ziehe mein Silas-
Longsleeve über, eine weite Sweatjogginghose und
fahre ins Erdgeschoss. Ich klopfe an die Tür vom
Raum, in dem die Tanztherapie stattfindet. Ein ge-
sungenes »Herein« mit einer rheinländischen Melodie erklingt.

»Kommen Sie, wir haben schon angefangen, stellen Sie sich doch zu uns in den Kreis.«

Es folgen Tanzübungen, wobei, es ist weniger Tanzen, es ist mehr so ein durch den Raum gehen, sich bewegen, wie man sich fühlt zur Musik. Sich treiben lassen, die Gedanken schweifen lassen, sich bewegen.

Es gibt auch Übungen, für die sich jeder einen Partner suchen muss. Es fühlt sich gut an, vertraut, endlich wieder jemanden zu berühren, warm. Aufgehoben. Angekommen für den Moment.

## Sechste Klinikwoche

Es klopft. Die Visite. Oberarzt Dr. Lampinger, Grünzweig und eine Schwester. Ich liege nackt auf meinem Bett und ziehe die Decke über mich. Sie setzen
sich an den Tisch, Lampinger bittet mich, mir etwas
überzuziehen. Sie blicken auf das MacBook, das immer noch zerdeppert auf dem Boden liegt. Ich setze
mich zu ihnen und Lampinger fragt mich, wie es mir
in den letzten Wochen ergangen sei. Ich stocke. Und
sage schließlich, dass alles super gewesen sei. Lampinger und die Schwestern wünschen mir gute Weih-
nachtsfeiertage und verschwinden aus dem Zimmer.

\*

Es ist der Morgen des 25. Dezembers. Ich habe Ausgang aus der Klinik, mein erster Ausgang für eine
Nacht. Aus der ursprünglich geplanten einen Woche
in diesem Psychopuff sind mittlerweile fast sechs Wochen geworden. Ich bin nach wie vor wackelig auf
meinen behaarten Beinen, doch langsam mache ich
Fortschritte. Das Elontril greift. Endlich.

Ich entscheide mich, heute den langen Weg nach
Papenburg zu fahren, um meinen Vater an seinem Ge-

burtstag zu besuchen. Er wird siebenundachtzig. Ich will gar nicht weiter darüber nachdenken, denn dann werde ich traurig. Ich bin total broke, kann mir kein Bahnticket leisten und habe mich deswegen dazu entschlossen, mit dem Auto die ganze Strecke von Berlin bis ins Emsland zu fahren, obwohl es nicht okay und illegal ist, schließlich nehme ich starke Medikamente. Ein krasser Trip, alles in mir ist weich, fragil, verschwommen. Tausendzweihundert Kilometer in vierundzwanzig Stunden. Fuck.

Immer wenn ich an meine ›Heimat‹ denke, überkommt mich ein ungeiles Gefühl. Ich habe zu Papenburg ein ungeklärtes und vielleicht niemals zu klärendes Verhältnis, obwohl es doch sehr klar ist. Papenburg im Emsland ist der Ort, in dem ich aufgewachsen bin, und immer wenn ich an diesen Ort denke, muss ich kotzen! Papenburg könnte ganz idyllisch sein, und ich habe auch ein, zwei klitzekleine positive Erinnerungen – wenn nur die Bewohner nicht wären. Papenburg könnte eigentlich jede x-beliebige Kleinstadt in Deutschland sein, wenn da nicht dieser extrem rechtskonservative katholische Mief wäre, in dem diese Gegend seit fast einem Jahrhundert feststeckt. Meine Heimat war nie Papenburg, Papenburg war mein Exil, Deutschland auch. Meine Heimat ist wenn, dann nur mein Elternhaus. Mein Elternhaus war mein Kängurubeutel, in den ich mich zurückziehen konnte. Das Haus, aus dem meine Großeltern vertrieben wurden, mein Vater und seine Schwester, das Haus, das angesteckt werden sollte, aber noch steht.

Wenn ich heute an Papenburg denke, werde ich müde, müde von Papenburg. Von dem Hass der Menschen, der Kleingeistigkeit, dem Neid, dem Rassismus und Antisemitismus, der in dieser Stadt verwurzelt ist. Der Dummheit. Eine Brutstätte. Vielleicht muss man mit den Typen in Papenburg Mitleid haben, da dort nie eine Entnazifizierung stattgefunden hat. Mitleid mit Nazis?

Ich will niemanden anklagen, ich will meine Wut nur erläutern! Warum bin ich so, wie ich bin? Weil ihr mich dazu gemacht habt. Ich war 2008 in der österreichischen Talkshow *Willkommen in Österreich* zu Gast, einer der beiden Hosts, Dirk Stermann, ein freundlicher, charmanter, bäriger Deutscher, der in Österreich hängen geblieben ist, erklärte das Emsland so: Wenn eine Armee am Eingang vom Emsland stehen und sagen würde: »Hey, gebt uns das Emsland!« – man würde lächelnd zur Seite treten und sagen: »Go for it.«

Es ist frühmorgens, als ich mit der S-Bahn zu meiner Wohnung fahre und dort ins Auto steige. Ich starte den Wagen und lasse ihn erst einmal warm laufen. Es ist so freezin cold. Ich fahre durch die Dunkelheit zum Autobahnzubringer nach Hannover. Im Player läuft Erobiques Album »Keil stouncil à Paris«. Immer wenn ich seine Musik höre, geht mein Herz auf. Ich denke an Frank Gierings Zitat in *Absolute Giganten*: »Es müsste immer Musik da sein, bei allem was du machst. Und wenn's so richtig scheiße ist, dann ist wenigstens noch die Musik da.« Erobique ist all das, was Musik sein sollte – alles. Während ich an Magdeburg vorbeirausche und seine Musik in meine Ohren fließt, werde ich immer ruhiger. Ich blicke auf die Windräder. Sehe den Schnee auf den Feldern, die leeren Weiden. Keine Autos auf der Bahn. Niemand weit und breit, mein Tag der Autobahn.

Je näher ich Papenburg komme, desto unemotionaler emotional werde ich. Ich freue mich, meinen Vater zu sehen, meine Familie und dann war's das auch schon. Vielleicht freue ich mich auch gar nicht und es ist nur eine Illusion, dass ich mich freue, die Familie zu sehen, weil mir das ja so beigebracht wurde.

Das Autobahnschild Richtung Bremen/Oldenburg ist vor lauter Schnee kaum zu erkennen. Ich biege ab, wechsle die CD, *End oft he Roa*d von Boyz II Men. Bei Oldenburg verlasse ich die Autobahn und fahre weiter am Küstenkanal entlang Richtung Papenburg. Vorbei an der Eisdiele, an der wir früher immer gehalten haben, wenn wir nach Bremen fuhren, diese großen Waffeln, diese softigen Kugeln, diese freundlichen Eisverkäuferinnen. Eine Strecke, die ich als Kind schon so oft gefahren bin, was die Sache zwar vertraut, aber nicht besser macht.

Ich fahre vorbei am Moor, an den kleinen Miniatureisenbahnwaggons, die zum Torfabbau benutzt werden, dann über die Brücke, durch die man die Seite des Küstenkanals wechselt. Vorbei am Parkplatz mit dem rosa Wohnmobil, auf dem seit Jahren diese einsame Emslandnutte steht und wartet, wartet, um die Bauern abzuwichsen. Dann das Straßenschild Richtung Esterwegen.

Esterwegen, nur zwanzig Kilometer von Papenburg entfernt, damals das zweitgrößte Konzentrationslager. Dort wurden am Anfang Widerstandskämpfer, Kommunisten und dann alle anderen Staatsfeinde eingekerkert. In Esterwegen stecken die Leute immer noch in ihrem Nazitorf fest und niemand kann sie retten, nicht einmal sie sich selbst! Esterwegen. Meine Freundin Berna, ihre Eltern kommen aus der Türkei, sie selbst wuchs in Esterwegen auf, schrieb ein Gedicht über diese Gegend. Eure Geister sind so flach wie das Land, das eure Körper bewohnen, und eure Gesinnung so braun wie der Torf, den ihr mit euren groben Händen zu ernten verdammt seid. Kurz halte ich den Atem an.

Ich fahre sehr langsam, da es schon wieder schneit, es schneit so krass und es ist, obwohl erst Mittag, schon sehr dunkel. Die Schneeflocken schießen wirbelsturmactionartig auf meine Windschutzscheibe und irritieren meine Augen. Tausende von kleinen weißen Punkten, die auf mich zustürmen. Ich fahre durch Surwold. Hier gibt es einen Märchenwald. Ein kleiner Minipark mit Figuren aus Märchen, die eher aussehen wie Plastikzombies als alles andere und die sprechen, wenn man einen Knopf drückt. Dann wiederholen sie ein, zwei Sätze in einer Dauerschleife, in einer sehr schlechten Tonqualität. Für mich beschreibt dieser Park eher die Menschen hier in der Gegend als die Märchen, um die es eigentlich geht. Denn Märchen haben etwas Bezauberndes, Magisches, Illusionsmäßiges. Das hier ist alles nur tot, so wie diese Plastikfiguren. Die Emsländer sind trauriger, wenn ihr Haustier oder die Kuh verendet, als wenn ein Familienmitglied stirbt.

Ich biege vom Küstenkanal rechts ab, auf die gelbe Brücke, die über den Kanal führt. Fahre an dem endlos langen Papenburger Kanal, der sich von einem Stadtende bis zum anderen zieht, entlang. Alles ist verschneit. Haus an Haus gereiht. Akkurat. Sauber. Geordnet. Vor jedem Haus ein Fahnenmast und an neunzig Prozent der Masten Deutschlandfahnen, die starr vom Frost abstehen. Ich habe noch nie so viele Deutschlandfahnen in meinem Leben gesehen. *Deutschland der Deutschen*! Nach fünfzehnminütiger Fahrt erreiche ich mein Elternhaus. Ich fahre auf die Hofeinfahrt, stelle den Motor ab, bleibe einige Minuten im Auto sitzen und sammle mich.

Ich schließe die Tür auf. Mein Hund Jacky rennt die Treppen hinunter und springt mir entgegen. Ich muss an Sunny denken, sie begrüßt mich ähnlich euphorisch, wenn wir uns sehen, nur riecht sie angenehmer. Ich schließe meinen Vater in die Arme. Die anderen sind grad alle ausgeflogen, meine Mutter, meine Schwester. Wir setzen uns an den Wohnzimmertisch und plaudern ein wenig.

»Warum fährst du denn morgen schon wieder nach Berlin zurück«, fragt mich mein Vater, »und bleibst nicht noch über Silvester?«

Wenigstens ein Mal hat meine Mutter mir gegenüber genug Respekt besessen und meinem Vater nichts von der Klinik erzählt. Ich suche nach irgendeiner Ausrede, um ihm nicht sagen zu müssen, wie es in mir und in der Realität aussieht. Dass ich in einem Krankenhaus verweile. Ich schüttele nur den Kopf.

Rücksichtsvoll? Ich musste mein Leben lang viel Rücksicht auf meinen Vater nehmen, denn er hatte immer seine Geschichte, seine Vergangenheit, die geprägt war von Verfolgung, Mord, Tod und Angst. Meine Emotionen, meine Bedürfnisse waren zweitrangig, da es in erster Linie drum ging, wie mein Vater sich fühlte, dass ihn nichts aufregte, er gesund war, dass er sich wohlfühlte und es keine negativen vibes gab. Der Holocaust war immer präsent.

Konflikte wurden bei uns nicht ausgetragen, weil es um Harmonie ging. Nur, findet man Harmonie, indem man etwas permanent wegdrückt?

Mein Vater, ein sehr zurückhaltender, bescheidener, liebevoller, weicher, freundlicher Mann, sitzt mir gegenüber. Wir schweigen uns an, er lächelt. Im Hintergrund läuft der Fernseher, irgendetwas im Ersten mit Weihnachtsgala. Wir warten auf meine Mutter. Ich glaube, Juden warten immer auf die Mutter. Ein Leben lang.

Ich erinnere mich an vorletztes Jahr, als der Journalist eines Magazins einer großen Wochenzeitung nach Papenburg kam, um eine »Geburtsstadt-des-Komikers«-Story mit mir zu machen. Der Journalistenvogel hatte mich so lange belabert, bis er meinem Vater kurz Hallo sagen durfte. Er saß dann auf dem Stuhl, auf dem ich jetzt sitze. Es war abgemacht, dass er nur Hallo sagt. Doch ehe ich mich versah, schoss er die erste Frage an meinen damals fünfundachtzigjährigen Vater raus: »Herr Polak, wie finden Sie denn das Buch von Ihrem Sohn?« Mein Vater sagte nichts und der Journalist haute direkt die nächste Nachhakfrage hinterher: »Finden Sie, dass Sie in dem Buch Ihres Sohnes richtig dargestellt werden?« Stille. Ich starrte abwechselnd die Plätzchen, die auf dem Tisch standen, und meinen Vater an, dann den Journalisten. Ich dachte, wenn mein Vater jetzt etwas Seltsames sagt, sind wir alle verloren. Ein Redakteur, der durch eine Frage mein Leben ins falsche Licht rückt. Mir war das alles zu intim. Warum saß der Typ überhaupt in unserem Wohnzimmer, in dem Haus meiner Eltern? Mein Vater öffnete den Mund, ich hielt den Atem an, es erklang ein Schmatzgeräusch. Papa fokussierte den Journalisten und sagte: »Wenn Oliver das alles so geschrieben hat, dann wird das wohl auch alles so gewesen sein.«

Jetzt sitze ich hier, im Wohnzimmer meiner Kindheit. Ich entschuldige mich kurz bei meinem Vater und suggeriere, dass ich nach oben ins Bad gehe, obwohl mich in Wahrheit eine Angstattacke überfällt, ein Übelkeitsgefühl in meinem Magen. Ich verlasse die Wohnung meiner Eltern, die im ersten Stock liegt, meine Eltern wohnen über unserem ehemaligen Bekleidungsgeschäft, steige die Wendeltreppe im Hausflur hoch. Mein ehemaliges Jugendzimmer befindet sich dort, unterm Dach. Im Vorraum meines Zimmers stehen Koffer, Kartons mit alten Kleidungsstücken darin, alles ein wenig verstaubt. Ich bin nicht gerne hier oben. Ich gehe durch den engen dunklen Gang mit einer sehr schrägen, niedrigen Decke, den man passieren muss, um in mein Zimmer zu gelangen. Das Zimmer ist abgedunkelt, mein Blick fällt auf alte Bandposter, Weezer, Pavement, Blumfeld, Notwist, Tocotronic. Ich werde ein wenig wehmütig, denke an die Konzerte damals im *Vera*, ein Musikclub in Groningen, Holland, etwa vierzig Kilometer von Papenburg entfernt. Dort habe ich all diese Bands live gesehen. Damals war alles bunt und schön. Also zumindest der Mantel, den ich auch da schon oft über meine Melancholie und Traurigkeit gelegt hatte. Das überdimensionale Motorpsycho-Plakat am Ende des Flurs strahlt mich förmlich an. Motorpsycho, die Liebe meines Lebens. Eine Band, die mich seit vielen, vielen Jahren begleitet. Ihre Musik, ihre Texte, das Wummern der Bässe, die einen durchfahren, wenn man ihre Musik aufdreht. Eine Band frei von maskulinem Rockmusikergehabe und voller Liebe. Zwischen Hoffnung, Schmerz und Einsamkeit. *Into the void we have to travel.*

Wieso ist es eigentlich so, dass wir, wenn wir uns in den Raum unserer Kindheit begeben, wenn wir uns erinnern, wehmütig werden? Dass es uns Angst macht? Angst als Flucht vor der Zukunft, als Boykott des Lebens. Warum ist es so, dass wir in der Erinnerung vieles idealisieren, obwohl wir es in dem Moment gar

nicht als so schön empfanden? Man sagt sich manchmal, wenn man jemanden lange nicht gesehen hat,
dass es einem vorkommt, als wäre es gestern gewesen, dass man sich zum letzten Mal gesehen hat. Ich
denke an Sunny, bei ihr ist es immer eher ein Gefühl
von Es-kommt-mir-vor-als-würden-wir-uns-morgen-
sehen. Sie ist Leben. Ist es nicht die Vergangenheit,
die heute keine wirkliche Relevanz hat und unseren
Fokus vom Leben hier und jetzt ablenkt, uns davon
abhält zu leben? Vom Glücklichsein? Die Vergangenheit als Vergangenheit, das Schöne, das Schlimme, es
führt uns zu nichts.

Sunny sagte mal, dass es eine Pflicht sei, glücklich
zu sein. Wenn ich an sie denke, durchfährt mich wirklich ein Glücksflash, in meinen Gedanken ist sie ein
riesiges, weiches sexy Glücksbärchi. War ich immer
schon traurig, immer schon melancholisch, immer
ängstlich, unsicher und habe es nur permanent über-
spielt, mich abgelenkt? Ich weiß es nicht. Allein die
Gedanken darüber beunruhigen mich enorm.

Ich gehe aus meinem Zimmer ins Bad auf der Etage
und setze mich auf die Toilette, die genau gegenüber
der Sauna liegt, deren Tür offen steht. Ich ziehe meine
Adidasjogginghose und die Hugo-Boss-Unterhose herunter und warte. Waiting for the Shit. *Drop It Like
It's Hot.* Ich starre in die Sauna, in der ungefähr hundert Kuscheltiere liegen. Sie starren zurück. Viele mit
einem Knopf im Ohr. Große, kleine, süße, böse, weiche, manche sind wohl nicht mehr so wirklich weich,
da sie mittlerweile steife Steiffs sind. Seelöwen, Le-

163

oparden, Tiger, Elefanten, Braunbären, Pandabären, Äffchen, ein Schimpanse, Elsa, meine Lieblingslöwin, Timmy, der Allerallerlieblingsstoffbär. Wie ein Stofftierfriedhof, sie liegen kreuz und quer und übereinander, als wären sie tot. Warum leben sie, wenn wir Kinder sind, und sterben, wenn wir erwachsen werden? Sterben sie, weil wir die Kindheit und sie irgendwann ausblenden? Hätten sie weitergelebt, wenn wir öfter an sie gedacht und uns zu ihnen bekannt hätten?

Die Ich-guck-von-der-Toilette-in-die-Stofftiersauna-Perspektive hat etwas von E.T., der sich im Kleiderschrank zwischen den Tieren versteckt. Früher dachte ich immer, dass E.T. sich wirklich irgendwo versteckt. Ich habe ihn nur nie gefunden.

Die Angst, die Sentimentalität, die wir spüren, wenn wir unser Kinderzimmer betreten, ist letztlich das Wissen darum, dass die Kindheit auch nicht wirklich schöner war als das Jetzt. Warum ist es heut nicht so, wie es damals nie war? Vielleicht war es doch die beste Zeit unseres Lebens. Aber das wissen wahrscheinlich nur die Stofftiere.


Ich höre die Stimme meiner Mutter durchs Treppenhaus hallen, höre, wie sie mit einer Katze spricht, Alf. Ja, meine Mutter spricht mit Katzen. Alf ist ein dicker, fetter Kater, der nur schläft und zwei Mal am Tag rüber zum Dönerladen geht und die Reste frisst. Ein widerlicher Typ. Alf hat nur noch einen Stummelschwanz, das war schon so, als er uns damals zugelaufen ist. Manchmal möchte ich meiner Mutter sagen, dass die Katzen sie nicht verstehen, aber dann denk ich mir: Ach komm, lass ich ihr halt den fun. Meine Mutter liebt Katzen. Sie hat eine sehr seltsame Definition von Liebe, manchmal bin ich mir gar nicht sicher, ob sie weiß, was Liebe ist.

Unser Haus ist voller Katzen. Katzenbilder, Katzentassen, Katzenteller, Porzellankatzen, Katzenbesteck, Katzenposter, Katzenkalender, diese winkenden, chinesischen Katzen, Katjes Lakritzkatzen, Katzenmaus für den Computer, Katzenkratzbaum, Katzenliteratur, Langenscheidts *Katze-Deutsch/Deutsch-Katze*, Katzenschmuck, Katzenaufkleber, Katzentoiletten. Im Treppenhaus riecht es heute nach Katzenpisse. Ich bewerte diese Pissattacke einfach mal als eine stumme Liebeserklärung der Katzen an meine Mutter. Eigentlich fand ich Katzen immer okay, aber heute verachte ich sie.

Der Höhepunkt des Katzenfetischs meiner Mutter, ein Highlight, war ein Spektakel vor etwa drei Jahren, als unsere Burmakatze vergiftet wurde. Meine Mutter beerdigt ihre Katzen und auch die Katzen von Bekannten immer in Gärten von Freunden, und wenn die Freunde sich weigern, die Katze in ihrem Garten zu beerdigen, sind sie halt keine Freunde mehr. Ich glaube, dass meine Mutter sich in den letzten Jahren um die Illegalbestattung von mindestens dreihundert Katzen in Papenburg bemüht hat. Mich würde es nicht wundern, wenn es irgendwann Probleme mit dem Grundwasser gäbe.

Natürlich wurde diese Burmakatze auch in einem Garten beerdigt. Vor der Beerdigung ging meine Mutter allerdings noch zur Emszeitung, die regionale Zeitung für Papenburg und Umgebung, und schaltete eine halbseitige Anzeige, in der sie 10 000 € Kopfgeld aussetzte auf den Mörder ihrer Burmakatze. Alter, 10 000 €! Für einen kleinen Moment wünschte ich mir, dass ich es getan hätte. Nur, wie wär ich an das Geld gekommen, ohne mich zu bekennen?

Meine Mutter ist ein Regime, eine Diktatur der Unangepassten, sie war lange meine Regierung, die ich nicht gewählt hatte. Mein personal Stalin.

Meine größte Sorge ist, dass sie, wenn ich sterbe, meine Biografie schreiben würde. Aber wer auch immer sie schreiben wird, der Untertitel sollte auf jeden Fall »Sein Leben mit doppelt Käse überbacken« sein.

Ich weiß fast gar nichts über meine Mutter. Zumindest nicht über ihre Vergangenheit. Außer, dass sie aus St. Petersburg kommt, da wurde sie geboren, Germanistik und Geschichte studiert hat und neben ihrem Studium als Reisegruppenführerin für deutsche Touristen gearbeitet hat. Dabei hat sie irgendwann eine Familie aus Bremen kennengelernt, die ihr geholfen hat, aus Russland auszuwandern, was damals sehr schwer war, da strengster Kommunismus herrschte. Als Jude war es aber möglich, auszureisen, da Juden auch dort verhasst waren. Die Bedingung war allerdings, dass man nie wieder zurückkehren konnte in seine Heimat. Meine Mutter hat diesen Schritt gewagt. Sie ist vor dieser Judenrussenwelle vor achtunddreißig Jahren aus Russland hierhergekommen, nach Bremen. Dort lebte sie in der jüdischen Gemeinde, sittete die Kinder des Rabbiners und unterrichtete an der Waldorfschule. Für die Waldorfschüler muss meine Mutter so was wie Rammstein gewesen sein. Also beide Rammsteins in einer Person vereint. Dann lernte meine Mom in der jüdischen Gemeinde in Bremen meinen Vater kennen, sie verliebten sich und meine Mutter zog mit meinem Vater nach Papenburg. Das war irgendwie ihr Ende und mein Anfang.

Meine Mutter war damals ein wunderschönes, gebildetes, weltoffenes Mädchen und landete dann in Papenburg. Vielleicht kann ich es ihr nicht verübeln, dass sie heute so ist, wie sie ist. Was ich ihr allerdings übel nehme, ist, dass sie nie gegangen, sondern in dem norddeutschen Provinzdreck stecken geblieben ist.

Sie stellte sich ein Leben lang vor unsere Familie, sie war unsere Einfrauarmee. Egal, wie und was es war, sie war so was wie ein Personenschutz, unsere persönliche GSG 9. Mein Vater war oft angeschlagen und bemerkte den Hass, den Antisemitismus, den Neid, der uns umzingelte, gar nicht, sodass meine Mutter immer alleine an der Front kämpfte, während mein Vater von uns abgelenkt wurde.

Das hat sie, glaube ich, müde gemacht. Sehr müde. Uns, meine Schwester und mich, machte es sehr traurig, sie so zu sehen. Mein Vater versuchte es zu ignorieren.

Von St. Petersburg nach Papenburg. Du bestellst einen Lachsbagel und bekommst einen Eimer Scheiße.

Werte erwarten in einem Umfeld voller Zombies ohne Rückgrat. Meine Mutter, der Leopard 2 unter den Kampfpanzern.

Ich fühlte mich jahrelang meiner Mutter unterlegen. Ich habe sie so geliebt, doch durch ihre Härte musste ich mich emotional von ihr distanzieren. Als ich klein war, wusste ich nicht, wie ich sie hätte besiegen können, und verstand nicht, warum ich permanent bestraft wurde, obgleich ich nichts getan hatte. Philip-Roth-Bindung-durch-Schuldbewusstsein-Mode.

Das Absurde war, dass es nur eine einzige Sache gab, vor der sie richtig Angst hatte. Nicht vor Nazis oder vor Dinosauriern. Nein: Mäuse. Ganz normale Mäuse. Sobald eine Maus im Haus war, schrie sie. Sie schrie anders, als wenn sie mich anschrie. Es hatte so etwas Verletzliches. Das waren gute Tage für mich, when the mouse in the house war.

An Muttertagen musste ich mich überwinden, ihr ein Geschenk zu machen. Muttertag war eher der Tag des schlechten Gewissens. Egal, welches Geschenk ich für sie hatte, es kam immer nur ein bedeutungsloses »Das ist aber schön« zurück, oder die Frage, warum ich denn die Tulpen aus dem Beet der Nachbarn abgerissen hätte.

Nachts trug meine Mutter eine Schlafsauerstoffmaske. Ich bin kein *Star-Wars*-Fan. Und ich denke bis heute, dass es keinen besonderen Grund dafür gab. Vielleicht war es ein Tank mit Großstadtluft, der es ihr überhaupt erst ermöglichte, hier zu leben.

Zusammengefasst: Meine Mutter ist Israel und ich bin Palästina. Meine Pubertät war die erste Intifada, der Auszug aus meinem Elternhaus die zweite. Der Gazastreifen, mit eingesperrten Menschen, toten Augen, ohne Zukunft, keine Bildung, verwahrlost: Papenburg.

Meine Mutter ruft nach mir: »Oliver, bist du da?« Ich antworte mit einem zittrigen »Ja«. Kein Hallo ihrerseits, keins meinerseits. Ihre Härte hat unser Verhältnis zerstört. Ein Verhältnis zwischen Drama und Bestrafung. Klar musste sie nach außen hin hart sein, nur schaffte sie es anscheinend nicht, diesen Härtepanzer nach innen abzulegen.

»Kannst du bitte den Müll raus und das Leergut zur Tankstelle bringen und mit Jacky Gassi gehen?«

Ich bin nach der langen Autofahrt sehr müde, von den Tabletten geschwächt, und auch durch mein momentanes Dasein in den Räumen meiner Kindheit, meiner Jugend, den Gedankenschleifen. Der irgendwie nicht so geilen Erinnerung.

»Das mache ich später!«, rufe ich meiner Mutter zu und lege mich aufs Sofa, das im Flur auf meiner Etage steht.

»Immer muss ich alles alleine machen!«, schimpft sie unten. Ich bekomme ein schlechtes Gewissen. Sie hat es geschafft, mir einen Großteil meines Lebens hindurch ein schlechtes Gewissen zu machen.

»Fleischmanns kommen gleich zum Geburtstagsbesuch von deinem Vater«, ruft meine Mutter wenig später. »Bitte habe wenigstens dann den Anstand, runterzukommen.«

Runterkommen. Runterkommen. Dafür ist Papenburg eigentlich eine gute Wahl. Allerdings ohne meine Mutter unter bzw. über mir.

Die Fleischmanns. Eine angesehene, alteingesessene Papenburger Familie, die ein großes Schmuckgeschäft gegenüber dem Bahnhof besitzt. Ich habe in meiner Kindheit oft bei ihnen gespielt, da ich mit ihrer Tochter Leonie befreundet war. In Urlauben bin ich manchmal mit ihnen nach Holland gefahren. Urlaub auf dem Campingplatz. Ich habe dort viel Zeit verbracht.

Leonies Vater ist Jäger und er nahm uns Kinder oft mit zur Jagd nach Werpeloh. Werpeloh liegt auf dem Hümmling, eine für diese Gegend enorm hügelige, unüberschaubare waldige Landschaft.

Ich erinner mich noch, wie ich zum ersten Mal mit auf die Jagd ging. Herr Fleischmann, Leonie, ihre Jagdhündin Helga und ich. Ich mochte Helga, fühlte mich ihr sehr verbunden. Sie verbrachte dreihundertachtundvierzig Tage im Jahr in einem vielleicht zwei Quadratmeter großen Zwinger, der hinter der Garage der Fleischmanns stand. Den Zwingerboden konnte man vor lauter Hundekot nicht sehen, da er, wenn es hochkommt, einmal im Monat sauber gemacht wurde. Leben in Scheiße. I felt so sorry for Helga.

Schon auf der Fahrt zum Jagdgebiet im Jaguar der Fleischmanns überkam mich ein mulmiges Gefühl.

Ich war damals erst acht Jahre alt und ein Ausflug ins Grüne, um Tiere zu töten, nicht mein Ding. Emsländer und die Jagd: Adrenalin, Blut, Fleisch, Tod. Männlichkeit. Eigentlich soll man Kinder, bevor sie zwölf Jahre alt sind, nicht mit zur Jagd nehmen, da sie in jüngeren Jahren noch nicht mit dem Tod konfrontiert werden sollten. Das war dem Juwelenjäger Fleischmann egal. Die Jagd war anders, als ich es mir vorgestellt hatte. Kein Schleichen, kein Spurenlesen, es war mehr ein Waldspaziergang durch den frühen kalten Oktobernebel, der auf den nebenan liegenden Feldern lag. Da waren keine Tiere weit und breit. Herr Fleischmann stapfte vor uns her, in seinen hohen, schwarzen Jägerstiefeln, die mal seinem Vater gehört hatten, in der grünen Hose, der Jacke und mit einem überdimensional großen Hut auf dem Kopf, an dem mehrere Wappen und Abzeichen steckten. Offenbar war er sehr stolz auf seine Abzeichen und darauf, dass er zwei Achtjährigen so imponieren konnte. Ich vermutete damals, dass Fleischmann jeden Tag zum Frühstück eine Tasse Blut trank, um ein Mann zu bleiben.

Erst am Ende unseres Jagdausflugs forderte uns Leonies Vater auf, leise zu sein. Sofort waren wir mucksmäuschenstill. Ich hörte den Wind in den Blättern. Herr Fleischmann hob sein Gewehr, ich hielt mir die Ohren ängstlich zu, er zielte, wartete, machte »Pssssst«, dann feuerte er einen Schuss ab. Es knallte hallend durch den Wald. Stille. Treffer. Ein lautes »Jawoll!« Und ein manisches Männerlachen. Er hatte einen Hasen getroffen, erschossen. Vielleicht war es auch ein Kaninchen, ich kann diese beiden Tiere bis heute nicht wirklich unterscheiden. Ein Kaninchen ist kleiner als ein Hase, aber wenn ich die beiden nicht auseinanderhalten kann, ist das auch keine Hilfe, um festzustellen, was was ist.

Herr Fleischmann spürte meine Ängstlichkeit, ich saß verschreckt hinter dem Busch, er machte sich einen Spaß draus, forderte mich auf, den toten Hasen, den die hechelnde Helga apportierte, aufzuheben und bis zum Auto zu tragen. Ich wollte das nicht, aber er zwang mich dazu. Weinend trug ich den Hasen zum Auto. Es war grauenhaft. Ich war psychisch durch. Beim Auto angekommen, musste ich die Salamibrote, die wir auf dem Hochsitz gegessen hatten, auskotzen. Leonie und ihr Vater standen neben mir und lachten mich aus. Hyänenhaftes Emslandlachen. Schadenfreude.

Dann legte Fleischmann den Hasen neben das Auto auf den Rücken, zückte ein Messer und schlitzte meinem toten Freund Schlappohr die Bauchdecke auf. So viel Blut. Vater Fleischmann holte ein kleines Plastiktütchen aus seiner Jägerweste und legte die Gedärme hinein. Mit seiner großen Hand griff er in den blutüberströmten Hasen, er nahm das Hasenherz, die Nieren und die Leber und packte sie in den Beutel. Er erklärte uns, das sei das Leckerste. Dann musste ich ein kleines Loch ausheben, in dem die Restgedärme des Hasen verbuddelt wurden. Während Fleischmann den Hasen in den Kofferraum warf, prahlte er damit, dass sein Vater im Zweiten Weltkrieg auch Jäger gewesen und dass das Jagen eine Familientradition sei. Ich stand verängstigt neben dem Auto. »Was hat Ihr Vater denn im Zweiten Weltkrieg gemacht?«, fragte ich schüchtern. Herr Fleischmann, in der einen seiner blutverschmierten Hände das Messer, beugte sich zu mir herunter und sagte mit drohendem, leisem Ton, damit seine Tochter, die schon im Auto saß und Nintendo spielte, nichts hören konnte: »Du wirst nie, nie wieder fragen, was meine Vorfahren im Krieg gemacht haben. Und wenn du das noch ein Mal machst, wird mit dir genau dasselbe passieren wie mit dem Hasen.«

Ich war einer Ohnmacht nahe. Schnell kroch ich auf den Rücksitz des Autos, wo ich erschöpft einschlief.


Ich bin auf meinem Sofa in einem ambivalenten Zustand eingenickt, schwankend zwischen dem schlechten Gewissen gegenüber meiner Mutter, deren Aufgaben ich gerade nicht erledigen kann, und dem Fakt, dass mein Vater unten sitzt und ich ja eigentlich hier bin, um ihn zu besuchen, es gerade aber nicht über mich bringe, runterzugehen.

Schließlich werde ich von unserer Haustürklingel geweckt. Fleischmanns sind da, auch Leonie. Meine Mutter ruft mich. Ich richte mich auf, nehme einen großen Schluck aus der Flasche mit dem abgestandenen Wasser neben meinem Bett, Saskiaquelle, ziehe mir eine Adidasjogginghose über, meinen Wood-

Wood-Pullover, setze meine Philippe-Starck-Brille auf, schlüpfe in die Adiletten, nehme zehn Insidontropfen und steige die Wendeltreppe runter.

Action im Wohnzimmer. Mein Vater freut sich, dass ich doch noch runtergekommen bin. Leonie und ihre Eltern begrüßen mich. Ich habe sie lange nicht mehr gesehen. Alt sind sie geworden, und schon nach den ersten Sätzen spüre ich, wie weit weg und fremd sie mir mittlerweile sind. Als Kind mochte ich sie ganz gerne, zumindest bis zur Sache mit dem Hasen. Wir setzen uns, auf der einen Seite Leonie und ihre Eltern, auf der anderen wir, meine Mutter, mein Vater, ich. Auf dem Tisch Kaffee, Tee, Ferrero Rocher, Tiramisu und Schwarzwälder Kirschtorte. Das Einzige, was ich uneingeschränkt an meiner Mutter mag, ist ihre Schwarzwälder Kirschtorte. Besser als in jeder guten deutschen Konditorei.

Herr Fleischmann labert, er labert durch. Über den Verein für Handel, Handwerk und Gewerbe, den regionalen Fußballverein, die Kommunalpolitik, den Bürgermeister und die CDU.

Leonie erzählt von der langen Nacht des Shoppings in Papenburg und wie toll das gewesen sei. »Hast du das in Berlin auch mitbekommen, Oliver?«, fragt sie.

Die lange Nacht des Shoppings. »Äh, nein. Wann soll das denn gewesen sein?«, frage ich zurück, da ich mich nicht erinnere, wann ich das letzte Mal hier gewesen bin.

»Am 9. November«, antwortet Leonie.

Ich bin irritiert. »Ihr habt in Papenburg am 9. November eine lange Nacht des Shoppings gemacht? Da ist doch immer die Gedenkfeier an dem Minigedenkstein neben der Sparkasse, auf dem Gelände, auf dem früher die Synagoge stand.«

Leonie lächelt und holt begeistert aus, erzählt, dass es ein tolles Event gewesen sei, ein Happening. »Wir hatten brennende Fackeln um den Kanal aufgestellt, so Kanal-in-Flammen-mäßig, und eine Blaskappelle, die auch Fackeln vor sich hertrug, marschierte am Kanal auf und ab und spielte Volkslieder.«

Ich frage Leonie, ob man das nicht auch an einem anderen der dreißig Tage im November hätte machen können. Sie fühlt sich offenbar angegriffen und fragt mit lauter Stimme: »Was genau ist denn jetzt dein Problem? Man kann doch erst Gedenken und dann Käffchen trinken und ein bisschen shoppen gehen. Man muss doch nicht alles immer so bierernst nehmen. Und außerdem ist es ja nicht meine Idee gewesen, sondern die des Buchhändlers.«

Dieser Buchhändler ist ein seltsamer Typ, ein fünfundsiebzig Jahre alter Mann, der vor fünfzig Jahren aus irgendeinem Dorf in Bayern nach Papenburg gekommen ist, sich aber patriotischer verhält als alle Papenburger zusammen. Ich frage mich, was er wohl für den 10. Mai plant – ein Lagerfeuer vor seiner Buchhandlung?

Meine Gedanken werden von der nächsten Schwachsinnsattacke unterbrochen. Leonies Vater erzählt stolz, sie seien gerade in China gewesen und dass

175

das so, so toll gewesen sei. Das einzig Unangenehme sei gewesen, dass die Chinesen so stinken. Er wiederholt sich. »Die Chinesen stinken wie die Pest.«

Stille am Tisch, mein Vater starrt ihn an, meine Mutter auch, seine Ehefrau ist sichtlich peinlich berührt, die Tochter fühlt eh schon lange nichts mehr und ich denke mir: Was für ein Schwachkopf.

»Das könnt ihr euch nicht vorstellen, wie die stinken, das ist nicht auszuhalten«, wiederholt Herr Fleischmann noch mal. Ich interveniere.

»Die Menschen haben dort vielleicht andere Essgewohnheiten, was für uns befremdlich riechen könnte«, sage ich ruhig. »Es ist schlichtweg nur ein anderer Geruch.«

»Nein, die stinken«, krakeelt er weiter.

Seine Frau unterbricht ihn und wechselt das Thema, erzählt, dass sie nach dem Chinatrip noch in Jerusalem gewesen seien und dort in Yad Vashem waren. Während sie von der Holocaustgedenkstätte spricht, schießen ihr Tränen in die Augen. »Es ist so schlimm, was wir Deutschen getan haben.«

Mein Vater nippt emotionslos an seiner Tasse heißen Tees, meine Mutter streichelt eine Katze, die auf ihrem Schoss sitzt, und ich esse mein zweites Stück Schwarzwälder Kirschtorte.

Frau Fleischmann weint, wiederholt sich, wie schrecklich das alles doch gewesen sei. Erzählt weiter, dass sie dann später mit dem Bus zur Grenze zum Gaza-Streifen gefahren seien. »Und da habe ich dann gemerkt, dass gegen das, was die Israelis dort mit den

Palästinensern machen, die Taten der Deutschen ja harmlos waren.«

Mein Vater nimmt einen weiteren Schluck vom Tee, die Katze auf dem Schoß meiner Mutter schnurrt und ich zerbeiße langsam die dicke Kirsche, die jetzt schon länger auf meiner Zunge liegt.

Stille. Die Fleischmanns blicken uns fragend an. Bei einem Gag ist nichts lustiger als die Ruhe nach einer Pointe, nur hab ich mich noch nicht entschieden, was die Kunstform der Erzählung von Frau Fleischmann ist.

»Frau Fleischmann, eine Frage. Warum haben Sie am Geburtstag meines Vaters das Bedürfnis, in unserem Wohnzimmer die Taten der Israelis mit denen der Nationalsozialisten zu vergleichen und Letztere zu relativieren?«, frage ich sie mit ruhiger Stimme. »Warum kommen Ihnen die Tränen, wenn Sie über Yad Vashem sprechen? Und warum behaupten Sie, Herr Fleischmann, dass Chinesen stinken?«

»Warum greifst du mich denn jetzt so an?«, fragt Frau Fleischmann irritiert. »Du musst doch nicht gleich so aggressiv werden und dich im Ton vergreifen, schließlich sind wir zum Gratulieren hergekommen. Du solltest wirklich ein bisschen Respekt zeigen am Geburtstag deines Vaters und überhaupt Älteren gegenüber.«

Alle schweigen. Mein Vater geht auf die Toilette. Ich bitte die Fleischmanns, unser Wohnzimmer, unser Haus zu verlassen. Sie lassen sich nicht zweimal bitten, gehen zur Tür. Meine Mutter sitzt immer noch auf dem Stuhl und streichelt ihre Katze. Vater und Tochter sind schon draußen, nur Frau Fleischmann braucht etwas länger, um ihren Nerzmantel zuzuknöpfen. Sie schlägt die Haustür hinter sich zu.

Als ich zurückkomme, sitzt mein Vater wieder im Wohnzimmer, ich setze mich zu ihm. Meine Mutter fällt fast euphorisch über mich her und gratuliert mir zu meiner Entscheidung, diese Dullys rauszuwerfen. Sie wirkt glücklich, emotional, unkontrolliert. Dieser Zustand hält genau eine Minute an. Dann fragt sie mich, ob ich jetzt bitte endlich mit dem Hund rausgehen könne. Ich rufe Jacky, wir gehen ins Treppenhaus. Draußen schneit es wieder. Ich ziehe meinen Carhartt-Parka über und gehe mit dem Hund an den Kanal, vorbei an den hell erleuchteten Fenstern voller Weihnachtsdekoration. Jacky schnüffelt im Schnee. Seine Nase ist weiß. Erst jetzt wird mir klar, dass meine Mutter mich nicht einmal gefragt hat, wie es mir gesundheitlich geht. Manchmal wünschte ich mir, eine Katze zu sein, denn dann würde meine Mutter mich bedingungslos lieben.

Abends gehen wir mit meiner Schwester und ihrer Familie essen und feiern den Geburtstag meines Vaters. Sie erwähnen die Klinik mit keinem Wort. Erleichterung.

Ich bin durch vom Tag. Nachdem ich meine Eltern nach Hause gebracht habe, entscheide mich dennoch kurz ins Café *Engels* zu gehen, um zu schauen, ob ein paar Bekannte da sind. In diesem Café treffen sich seit Jahren am ersten Weihnachtstag immer alle Zurückgekehrten. Ich stapfe in meinem Antarktiscarharrtparker rüber zum Café. Ich sollte mich eigentlich schlafen legen. Diese Rastlosigkeit. Diese Unruhe. Meine emotionale Verwirrtheit. Ich öffne die Tür vom Café *Engels*. Warum gebe ich mir das, die Schrotttypen meiner Jugend, die Blender, die Asis, die Langweiler, die Bedeutungslosen, alle vereint unter einem Dach? Ich quetsche mich durch bis an die Bar, im Hintergrund läuft Wham!s *Last Christmas*, das läuft hier immer an Weihnachten. Die Typen sehen alle identisch aus, karierte oder gestreifte Hemden und Pullover oder Jacketts. Uniformiert. Alle haben so ein Ich-hab-zweihundert-Euro-Weihnachtsgeld-zum-Versaufen-dabei-Gewinnerlächeln auf den Lippen und verhalten sich wie Kings. Kings of Traurigkeit. Die Mädels sehen einfach scheiße aus, genau so würde ich ihre Art, sich zu kleiden, beschreiben. Ich stelle mich an die Bar, kriege seltsame Looks. Meine Freunde, mit denen ich locker verabredet war, sind wohl schon weg. Ich will mir beim Barkeeper Otto einen Bacardi bestellen, aber der weiß schon, was ich trinken möchte, und fragt mich rhetorisch: »Moin Olli – Bac oder wat?« Dann macht er ein paar Geräusche, irgendetwas zwischen Tourette und Tierlauten. So: »Krzttttt püpü.« Das macht man hier so. Emslandgeräusche. Otto arbeitet schon ein gefühltes Leben lang in diesem Café, ich kann mir den Laden gar nicht ohne ihn vorstellen. Der Typ gehört zum Inventar. Er ist einer der wenigen guten, normalen, bescheidenen Menschen in dieser Stadt.

179

Otto stellt mir den Bac auf die Theke, dann macht er wieder dieses Papenburggeräusch, hält sich die Faust vor den Mund und kichert, nimmt einen Schluck von seinem Bac und spreizt dabei den kleinen Finger der Hand ab, in der er das Bac-Glas hält. »Olli, Finger weg vom Alkohol.«

Neben mir sitzt ein mittefünfzigjähriger, nicht mehr nüchterner Emsländer, der gebannt auf den Flatscreen starrt, auf dem Sky läuft, alte Werder-Bremen-Spiele. Torsten Frings ist kurz vor einem Freistoß.

Der Typ schaut mich an und fragt: »Sach mal, bist du nicht der Sohn von Polak, mit deinem Judenbuch über Papenburg? Lebt dein Alter noch? Bist du noch beim Fernsehen?«

Ich ziehe an meinem Strohhalm und signalisiere Otto, dass er mir schon mal den nächsten Bac machen soll. Antidepressiva, Bacardi und Emslandgeräusche. Geil.

»Frings ist ja 'n richtig schöner Mann, 'ne«, erklärt mir der Typ. »Stell dir den mal mit offenen Haaren vor, nackt in 'ner Latzhose. Stark.«

Ich lächle. Alter, nackt in der Latzhose. Wenn hier heute alle nackt in Latzhose wären, hätte dieses Treffen zumindest noch etwas Komisches. Dann macht er dasselbe Emslandgeräusch, das Otto vorher schon gemacht hat.

Jemand tippt mir auf die Schulter. Es ist Jenny, meine erste Liebe. Ich ziehe wieder an meinem Strohhalm und schaue traurig.

Ich war damals neunzehn und sie fünfzehn. Jenny

Ebermann aus Surwold. Sie war burschikos, Schwimmerin, hatte ein sehr breites Kreuz und war ganz niedlich. Die Niedlichkeit ist ein wenig verschwunden, aber sie sieht noch ganz hübsch aus. Wir haben uns länger nicht mehr unterhalten. Sie freut sich sichtlich, mich zu treffen, erzählt mir ein bisschen von sich. Sie hat ihr Studium abgebrochen, arbeitet in einer Buchhandlung in Hannover und beschwert sich, wie langweilig es dort sei. Hannover, Auffangbecken des deutschen Abschaums. Schröder, Scorpions, Maschmeyer und Mousse T., der sich übrigens nicht zu schade ist, als Migrant Frei.Wild in der *Bild* zu verteidigen.

»Und wie geht es dir?«, fragt sie mich dann.

»Okay«, antworte ich.

Sie lächelt. »Du siehst aber sehr unglücklich aus.«

Fuck, sie scheint mich besser zu kennen, als mir klar war. Aber vielleicht sieht das auch einfach im Moment jeder, dass ich not happy bin. Ich erzähle ihr ein bisschen, was los war in den letzten zwei Jahren, dass ich immer unglücklicher wurde, als meine Komik immer mehr zu einem Politikum wurde. Dass ich mir nicht sicher bin, ob Humor und Deutschland zusammengeht. Sie lächelt mich kühl an und sagt: »Klar Oliver, alle Deutschen sind humorlos und du bist der Einzige, der lustig ist. Weißt du was? Dann hau doch ab und verlass Deutschland!«

Sie lässt mich stehen und verschwindet in der Menge. Der Barchef ruft mir zu, ich solle nicht so griesgrämig schauen. Ich nehme meine Jacke und gehe Richtung Ausgang.

Zu Hause angekommen, schleiche ich die Wendeltreppe hoch. Ins Bad zu den Stofftieren, durch den schmalen Gang, vorbei an den Bandpostern, in mein Bett. Ich nehme eine Schlaftablette, knipse die Nachttischlampe aus und blicke durch das Dachfenster hinauf zum Mond. Obwohl es still ist, habe ich immer noch die Stimmen aus dem Café *Engels* als Geräuschkulisse im Ohr, zusammen mit einem realen Miauen. Es ist Alf, der mich durch das Dachfenster anschaut und rein möchte. Ich öffne das Fenster, er zögert, faucht mich an, springt aufs Bett und rennt den Flur hinab. Irgendwie mag ich ihn doch.

Am nächsten Morgen stehe ich früh auf, gehe ins Schlafzimmer meiner Eltern und verabschiede mich. Mein Vater bittet mich, ihn anzurufen, wenn ich in Berlin angekommen bin.

Mein Auto ist vollgeschneit. Ich brauche eine Ewigkeit, um das Eis auf der Scheibe mit der Boyz-II-Men-CD-Hülle runterzukratzen. Dann fahre ich Richtung Autobahnzubringer. Vorbei am McDonald's, vorbei an der Meyer-Werft. Vor der Schiffsbauhalle liegt ein riesiges Schiff mit Mickey-Mouse-Ohren, Disney Cruises oder so. Dann vorbei an Halte, Tichelwarf, Weener und auf die freie Autobahn. Im Radio FFN, NDR 2, N-Joy, keine Ahnung, irgendwas, Chris Rea *Driving Home for Christmas*. Ich lege Motorpsychos »Demon Box« ein. Drehe bis zum Anschlag auf. *Nothing to say*. Wummern. Ich muss an gestern Abend, an das *Engels* denken. Nothing to say. Fleischmanns.

Nothing to say. An meine Mutter und mich. Nothing
to say.

Ich fahre vorbei an Oldenburg, Bremen, Hannover,
dann durch Ostlandschaften, Franz Josef Degenhardt
in my Mind. *Spaziergang*.


Hier diese Gegend kenn ich doch!
Da drüben stehn die Weiden noch,
und dort versickert auch der Bach.
Dies Roggenfeld lag damals brach.
Schau rechts, mein Sohn, siehst du den Rauch
und links davon den Brombeerstrauch?
Von dort zwölf Schritte hin zum Wald,
da liegt ein Kind, wie du so alt.
Das Kind wollte nach Hause gehn.
Das hat der Offizier gesehn
und hat das Kind dorthin gestellt. –
Auch damals hat ein Hund gebellt.
Die Leute hab ich ausgesucht.
Ein alter Mann hat laut geflucht,
doch keiner hat vorbeigezielt. –
Im Wald dort wachsen Kirschen wild.
Doch diese Birke stand nicht dort,
und auch der Schober ist jetzt fort.
Vielleicht ist alles gar nicht wahr! –
Schau, über uns ein Bussardpaar.
Was ist? Was bleibst du stehn, mein Sohn?
Die Sonne sinkt. Nun komm doch schon!
Der Gasthof ist noch weit von hier,
und ich hab Durst auf kühles Bier.

Dann Magdeburg. Motorpsychos *Plan #1*. Am frühen Abend erreiche ich Berlin. Messegelände West. Kaiserdamm. Ernst-Reuter-Platz. Straße des 17. Juni. Burger-King-Drive-in. Ich biege auf den Krankenhausparkplatz ein und betrete die Klinik. Es ist etwa 18 Uhr und schon so dunkel.

Eingangshalle, Aufzug, Korridor. Ich schlurfe den Flur entlang und melde mich wieder zurück im Schwesternzimmer. Bella ist da und fragt, ob alles okay war. Ich nicke. I feel weak.

In meinem Zimmer lasse ich die Tasche auf halbem Weg stehen und hau mich aufs Bett. Erschöpfung. Tom, der seine Kopfhörer aufhat, nickt mir zu. Ich nicke zurück. Es vergehen drei Stunden, in denen ich apathisch aus dem Fenster starre, bis ich endlich einschlafe.

## Siebte Klinikwoche

Gegen Mitternacht öffnet sich langsam die Tür meines Krankenhauszimmers und der traurige Schriftsteller Maxim Biller in einem Schulmädchenoutfit und der junge zornige Henryk M. Broder in einer Art Oberschwesterkittel, der seltsamerweise an eine Burka erinnert, betreten den Raum. Biller, der ein großes Kissen mit der Aufschrift »Ich bin gar kein Jude – wär aber gern einer« in den Händen hält, zischt wie eine Schlange. Broder trägt unter seinem offenen Kittel ein T-Shirt mit dem Aufdruck »Mental graues Land« und hat Schluckauf. Biller hält das Kissen in seinen großen, spinnenartigen Händen und will es gerade auf mein Gesicht drücken, da seilt sich Nico-»Ich-erfinde-die-Nazizeit-neu«-Hofmann in einer SS-Uniform von der Decke und schreit: »Nein, lasst das, ihr Feuilletonjuden, das erledige ich selbstverständlich selbst!« Aus dem Kleiderschrank springt kuckucksuhrmäßig Oliver Pocher und schreit immer wieder: »Ich hasse Ausländer!« Hofmann eliminiert ihn mit einem Kopfschuss. Dann wird die Krankenhauszimmertür durch einen heftigen Windstoß aufgeschlagen und Ben Becker, nackt, nur in der von ihm bei eBay ersteigerten originalen Schindler-Liste eingewickelt, reitet auf Fuchur herein, dessen Fell aber irritierenderweise nicht weiß ist, sondern schwarz, mit eingenähten gelb blinkenden Diskosternen, während aus dem Gettoblaster, den Becker als Rucksack trägt, die Onkelz durchs Zimmer dröhnen. Ein lautes »Cut!«, Regina Ziegler betritt den Raum und erklärt Hofmann, dass er durch Oskar Roehler umbesetzt wird. Und dass für die nächste Szene ein Close-up von Maxim Billers Händen gefilmt werden soll, die vorher aber gewachst werden müssen, was allerdings niemand machen will, selbst der Set-Praktikant Oliver Berben findet das zu heikel. Während Biller Ziegler als Antisemitin beschimpft, krieche ich aus meinem Krankenhausbett, vorbei an dem toten Oliver Pocher, der blutüberströmt auf dem kalten Krankenhausfußboden liegt, er riecht nach altem, deutschem Mann. Ich flüchte hinaus auf den Krankenhausflur, wo Nina Hagen mit Zügeln in der Hand auf einem Riesenkänguru wartet. Aus dem Kängurubeutel schauen Sarah Silverman und Louis C.K. heraus. Sarah ruft mir zu, dass ich zu ihnen kommen solle und dass ihre Vagina auf mich warte. Ich springe hinein und wir hüpfen los, zum Friedrichstadtpalast, in den *Quatsch Comedy Club*. Ich höre, wie ich anmoderiert werde, panisch wache ich auf.

*

Ich bin jetzt seit fast zwei Monaten in der Klinik und fühle mich immer noch etwas instabil. Aber irgendwie geborgen für den Moment, geschützt, abgeschirmt. Dieser tägliche Stundenplan, er hat mir ein klitzekleinwenig Struktur zurückgegeben. Halt. Ich bin noch confused. Aber confused geöffnet. Ich öffne mich. Die Härte, die Wut, die so monstermäßig war, bevor ich hier ankam, sie schwindet slowly.

Vielleicht gibt es ja gar kein Loch und auch keine Leere, vielleicht ist die Leere das Leben, das es gilt zu füllen. Das Leben, das es gilt zu füllen – erst einmal muss ich das Leben wieder fühlen. Fühlen. Genau das ist mein Mangel, ich kann nichts mehr fühlen.

Wenn ich vier Tage nackt auf einem Pferd durch Brandenburg reiten würde, müßte ich eigentlich unglücklich sein, weil ich vier Tage lang nackt auf einem Pferd durch Brandenburg reite. Wäre ich aber nicht. Ich würde nichts empfinden. Emotionale Taubheit. Dem Pferd wäre es wahrscheinlich unangenehmer als mir.

Vielleicht will ich einfach nur geliebt werden? In der Welt aufgehoben sein, im großen Ganzen. Egal, was ich suche, ich will nur wieder eine Verbindung zu mir selbst herstellen. Wenn ich das schaffe, ist die Depression überwunden – glaube ich.

Draußen ist es trist. Schnee, Wolken, Kälte. Ich hab Hunger! Viel Hunger. Ein gutes Zeichen. Ich bin hellwach. Getrieben. Ich muss mich bewegen. Tom liegt auf seinem Bett und hört irgendetwas Beat-Lastiges. Wir sind einander vertraut und gleichzeitig kümmern wir uns um uns selbst, also jeder für sich. Ich habe in den letzten sechs Wochen vierzehneinhalb Kilo abgenommen. Ich hab keinen Bock auf Joey's Conchita. Tom ist aufgrund seiner Parastörung noch gar nicht aus dem Hospital gegangen in den letzten Wochen. Ich schaue ihn an. »McDonald's?« Er lächelt und nickt. Wir ziehen uns Klamotten über und gehen auf den Flur. Vorbei an ein, zwei Patienten. Herr Winterfeld lächelt mir zu und sagt, dass ihm die Udo-Jürgens-CD, die ich ihm geschenkt habe, gut gefallen hat.

Es ist freezing cold outside. Wir fahren mithilfe von Google Maps zum nächsten McDonald's. Absolute Giganten. Wayne's World. Im Autoradio Radio Paradiso, Queens *Under Pressure*. Draußen ist es dunkel und wir betreten im Schatten des gelben, überdimensionalen M das Fast-Food-Restaurant. Tom wirkt voll auf Sendung. Wir decken uns ein: zwanzig Chicken McNuggets, Barbecuesauce, zwei McFlurry Daim, zwei McRib, Pommes, viele Pommes, zwei Cheesys, einen Big Mac und Softdrinks. I feel like a Softdrink.

Wir steigen wieder ins Auto, fahren zur Ringautobahn. Tegel, Richtung Landebahn. Wir biegen links in ein Waldstück ab. Ich mache den Motor aus und wir verteilen das Essen auf der Motorhaube. Ich dippe die Chicken McNuggets in die Barbecuesauce, Tom beißt in einen Cheesy. Ich frage ihn, ob alles okay sei. Er nickt, ich nicke zurück. Er fragt mich, ob alles okay sei. Ich nicke. Für einen Moment ist es still.

Ich bin jetzt seit sieben Wochen im Krankenhaus. Es fühlt sich alles ein klein wenig besser an, ich habe mehr Ruhe gefunden, bin mehr zu mir zurückgekommen. Ich denke an Sunny. Sunny, sie …

Ein Düsengeräusch durchbricht meine Gedanken. Wir stehen direkt in der Anflugschneise, es hat fast etwas von einer Ufo-Landung. Ich möchte meinen Sunny-Gedanken fortsetzen, hab jedoch vergessen, was ich denken wollte. Dieses verhurte Medikament. Die schlimmste Nebenwirkung ist mein Erinnerungsvermögen. Ich vergesse Gedanken, in dem Moment, in dem ich sie aussprechen möchte. Aber wenn das der Preis ist, übergangsweise, dann fuck it!

Ich öffne die Autotüren, stelle das Autoradio wieder an und drehe das Miststück bis zum Anschlag auf. Dillon: *This Silence Kills*. Die Boxen wummern. Ich starre auf den blinking Runway und ziehe an meinem Strohhalm. Sad. This Silence kills – Diese Stille tötet. Was ist echt, was ist nicht echt? Ich weiß nicht, was ich fühle. Papenburg, meine Eltern, Comedy, Deutsch, Angst, Kälte, Hässlichkeit in mir, die Sehnsucht nach Gemütlichkeit, Sunny und irgendwie immer wieder Sunny.

Wir fahren zurück, zurück zum Krankenhaus.

Vorbei an Reinickendorf. Ich muss an Andy denken, Andy kam aus Reinickendorf. Er ist vor genau zwei Jahren gestorben. Er war mein bester Freund. Er hat mir diese Landebahnstelle damals gezeigt. Er hat mir so vieles gezeigt. Er war zehn Jahre älter als ich, so eine Mischung aus bester und väterlicher Freund. Wir haben Tage zusammen verbracht. Die Melancholie des Daseins geteilt, Berliner Nächte im Auto durchgeredet, mit P&S und Kaffee. Dieses Gefühl, dass du reden kannst und reden und reden und jemand hört dir zu. Auch mit Andy stand die Zeit still. Er war so sanft, wie ein schlanker Bär aus den Achtzigerjahren, er trug Joop-Hemden und Calvin-Klein-Unterhosen, hörte Joy Division und roch immer nach ck one. Andy war Berliner, er konnte dir über jede Ecke, jeden Mülleimer etwas erzählen. Ich liebte seine Gedanken. Seine Anwesenheit war oft wie ein Pflaster, ein Pflaster auf die Schürfwunden, die das nachdenkliche Dasein manchmal hinterließ. Ich blicke auf die Straße, die Lichter, ich presse meine Lippen zusammen, damit ich nicht weinen muss. Ich vermisse ihn so sehr. Als wir auf dem Krankenhausgelände zum Stehen kommen, sind schon fast alle Lichter aus.

*

Es ist der Morgen des 31. Dezembers. Silvester. Ich hasse Silvester, sowohl den Tag als auch die Katze.

Heute ist Gruppenvisite, ich habe mich die letzten Wochen dagegen gesträubt. Ätzend. Die Patienten meiner Station sitzen im Wintergarten und sprechen vor allen. Zieht mich runter. Hab keinen Bock, mir den shit zu geben. Why. Ich überwinde mich, da Grünzweig mich drum gebeten hat, auch zu kommen. Gegenteilsübung, das machen, worauf ich keinen Bock habe.

Ich sitze zwischen Ü-60-Patienten, Grünzweig und den Stationsschwestern, Tom neben mir. Grünzweig fragt die erste Patientin, wie es ihr gehe. Die gelbe Pudelfrisurfrau. Sie labert los, das Essen, die Versorgung, die Schmerzen. Ich fühle mich eingeengt im Wintergarten. Zu viele Leute. Zu stickig. Zu viele auf engstem Raum. Diese Atmosphäre hier erinnert mich an die abgefuckte Kreuzfahrt, die ich vor einiger Zeit mit meinen Eltern gemacht habe.

Vor einem Jahr hatte ich meinen Eltern zugesagt, mit ihnen und meiner Schwester eine einwöchige Kreuzfahrt nach St. Petersburg zu machen, der Geburtsstadt meiner Mutter. Ich hatte mir vorher nie Gedanken drüber gemacht, wie eine Kreuzfahrt wohl so ist. War für mich eine Frage wie: Willst du einen Krapfen? Bock auf Kreuzfahrt? Okay!

Es war ein Sonntag Anfang September, ich war schon in übelster psychischer Verfassung. Machte mich von Berlin aus auf den Weg nach Kiel. ICE nach Hamburg und dann mit dem Regionalexpress weiter. Nur eine kleine Reisetasche und mein Mactop hatte ich dabei, na, und halt mein Antidepressivum Mirtazapin, das schon seit zwei Monaten unangetastet bei mir rumlag, da ich mich nicht traute, es zu nehmen. Ich hatte es im Gepäck, weil ich dachte, vielleicht ist diese Woche ja gut, um mit dem Medikament zu starten. Auf der Bahnfahrt in den Norden fühlte ich mich sehr unwohl, und während ich Justus Köhncke auf dem Kopfhörer hatte, blickte ich nach draußen auf die vorbeiziehenden Landschaften, die Kühe, die Felder, die norddeutsche Weite, mir stiegen Tränen in die Augen.

Ich kam am Kieler Hauptbahnhof an, suchte den nächsten Burger King und erdrückte das Traurigkeitsgefühl erst einmal mit zwei Whopper-Menüs. Schon im Zug war mir aufgefallen, dass große Gruppen von Ü-65-Gruppen im Kegelvereinstyle die Bahn laut mit Kofferradios, Prosecco und Schnittchen belagert hatten. Erst jetzt kam mir der Gedanke, dass diese Partyzombies wohl alle auch aufs Schiff wollten.

Ich nahm ein Taxi zum Anleger der Fähre und wartete auf meine Familie. Es war ultramäßig heiß, obwohl schon Herbst war. Ich saß vor der Check-in-Halle und beobachtete, wie die italienische Crew, der Käpt'n und sein Anhang, eincheckten. Okay, verstehe, italienische Reederei, italienischer Käpt'n, über Suizid musste ich jetzt zumindest nicht mehr nachdenken.

Was waren das für Leute, die hier eincheckten? Frauen mit pink-grünen und anders bunten Haaren – das letzte Mal, als ich solche Frisuren gesehen hatte, war ich an der Supermarktkasse im Papenburger Realkauf.

Jemand hatte mir erzählt, dass auf diesen Schiffen oft deutsche Comedians auftraten. Oh Mann, was für ein abgefuckter Gedanke, irgend so ein Comedian, den ich verachte, mit mir auf einem Schiff, eine Woche lang, und kein Weg, ihm zu entkommen.

Meine Eltern und meine Schwester fuhren mit einem Papenburger Taxiservice vor. Ich freute mich, half meinem Vater und meiner Mutter aus dem Taxi und schmiss ihre Koffer auf den Gepäckwagen. Wir checkten ein, die Zwischenmenschlichkeit beim Abfertigungsprozedere hatte etwas von – egal. Ungefähr eine Stunde später waren wir auf dem Schiff.

Das Schiff war eine Mischung aus ostfriesischer Inselfähre und dem Traumschiff. Ich brauchte etwa eine Stunde, bis ich meine Kabine gefunden hatte. So viele Gänge, Korridore, Zeichen, ich hatte keine Ahnung, wie ich mich hier zurechtfinden sollte. Meine Kabine war eine Außenkabine mit Balkon und einer Inneneinrichtung im Stil eines 70er-Jahre-Möbelhauses im Emsland. Ich legte mich aufs Bett und schaute an die Decke, an der zu meiner Verwunderung ein Spiegel hing – Alter, psycho.

Ich fühlte mich, obwohl das Schiff noch gar nicht abgefahren war, schon sehr unwohl und beschäftigte mich mit dem Gedanken, wie um alles in der Welt ich hier die nächsten sieben Tage rumkriegen sollte. Ich nahm die Packung mit den Mirtazapintabletten in die Hand, ich hätte sie jetzt nehmen sollen, doch hatte ich gehört, dass Antidepressiva erst nach frühestens drei Wochen wirkten. Was tun? Erst einmal knallte ich mir ein paar Insidontropfen rein, damit das Ablegen und die ersten zwei Stunden auf dem Schiff erträglicher waren.

Ein schlechtes Gewissen überkam mich, während ich auf dem Queensizebett meiner großzügig ausgestatteten Kabine lag. Ich musste an die vielen kleinwüchsigen Filipinos denken, die wie Mäuse die Infrastruktur des Schiffes regelten und wahrscheinlich in Betten, klein wie Kleiderspinde, schliefen.

Ich blätterte den Boardprospekt durch und studierte die Emergencyanweisungen, um zu checken, wo sich die nächstgelegenen Notausgänge befanden. Ich spürte einen Ruck, das Schiff legte ab. Kiel – Stockholm – Tallinn – St. Petersburg – Kopenhagen und zurück. Wenn ich das überlebte, war das schon die halbe Miete.

Ich hätte eigentlich an meinem neuen Buch, an meiner Show, an mir arbeiten sollen. Eine Therapie oder eine Kur machen. Stattdessen saß ich Trottel schwer depressiv auf einem Schiff nach St. Petersburg und grübelte. Guantanamo auf dem Wasser.

Eine Panikattacke überkam mich, ich ging ins Bad und übergab mich. Wusch mein Gesicht und entschied mich, das Schiff zu erkunden, um mich abzulenken. Ich irrte durch die nicht enden wollenden Flure und ging in Treppenhäusern auf und ab. Viel Chrom, schlechte Teppichmuster und immer wieder deutsche Stimmen von Passagieren, die sich auch verlaufen hatten.

Zwanzig Minuten später saß ich mit einem großen Bier und einer Zigarette am Black-Jack-Tisch des Kasinos. Das erste Kasino, das man auch mit Jogginghose, Adiletten und Sasha-Grey-T-Shirt betreten konnte, der erste Lichtblick auf diesem Trip. Nach einer Stunde konzentrierten Black-Jack-Spiels schweifte mein Blick rüber zum Roulettetisch. Ich kannte diesen Typen, der gerade zehn Euro auf die Sechsunddreißig gesetzt hatte und genau in diesem Moment verlor. Er grummelte: »Diese Schweine – man kann hier ja nur verlieren.« Dann setzte er wieder zehn Euro, dieses Mal auf die achtzehn. Es war mein Vater.

Ich setzte mich neben ihn, er bat mich, meine Zigarette sofort auszumachen, und ich schaute ihm eine Weile beim Roulettespiel zu. Er trieb die anderen Mitspieler und den Croupier mit seinen Fragen und den Spielverzögerungen in den Wahnsinn. Croupier, was für ein trauriger seltsamer Beruf, hat ein bisschen was vom passiven Henker. Vielleicht nahm der Croupier auch Mirtazapin? Es hätte ihm seinen Job auf jeden Fall erleichtert. Mein Vater sagte mir, dass wir uns gleich mit allen zum Abendessen treffen würden, worauf ich entgegnete, dass ich mich nicht gut fühle und schon früh schlafen wolle.

Draußen war es dunkel, meine Balkontür stand offen und ich hörte das Wellenrauschen des Meeres. Immer wieder wurde ich nachts von den Stabilisatorgeräuschen und Bewegungen des Schiffes geweckt, ich fühlte mich wie auf einer Rüttelplatte. Und für diesen ganzen Thrill zahlten Honks wirklich Geld?

Am nächsten Morgen wurde ich von lautem Möwengekreische, das den Schreien eines Vergewaltigungsopfers ähnelte, geweckt. Vor dem Schlafengehen hatte ich mir noch einen Burger aufs Zimmer bestellt, ihn aber nur halb gegessen und die Reste einfach auf dem Balkon liegen gelassen. Ich versuchte die Möwen mit meinem Handtuch zu verscheuchen, doch sie waren hartnäckig und machten Geräusche, die klangen, als würden sie mich auslachen. Das provozierte mich. Der Schaum aus dem Feuerwehrlöscher tat dann seinen Job, ich sammelte verschlafen das Geschirr und die Essensreste ein, wickelte sie in die Tischdecke und stellte den shit auf den Flur. Alter! Möwen! Dann fühlte ich mich schuldig, da die eine Möwe so hilflos in einer Feuerwehrlöschschauminsel aufs Meer getrieben war. Ich dachte schnell an die Filipinos und alles relativierte sich wieder.

Ich knallte mir eine Beruhigungstablette rein und ging zum Frühstücksbuffet. Ich beobachtete dort dasselbe Szenario wie auf meinem Schiffsbalkon, nur mit Menschen. Sie prügelten sich um das Essen, Missgunst lag in der Luft und alle waren unfassbar hässlich. Ich setzte mich zu meinen Eltern und meiner Schwester, trank meinen Tee und wartete darauf, dass das Schiff in Stockholm anlegte.

Ich ging allein von Bord und kaufte mir ein Ticket für den Hop-on/off-Bus – diese Busse, die drei Stunden durch die Stadt fahren und an jeder wichtigen Sehenswürdigkeit halten. Dann zurück zum Schiff.

Am Abend waren mein Dad und ich zum Fußballschauen verabredet. Österreich gegen Deutschland. Wir saßen in der Footballlounge: etwa hundertachtundneunzig Österreicher, mein Dad und ich. Die betrunkenen Österreicher schrien und brüllten, es war widerlich. Ich bestellte meinen vierten Gin Tonic und meinem Vater ein zweites Wasser ohne Kohlensäure, ungekühlt. Freistoß Özil.

»Der Dreckstürke wird eh danebenschießen.«

Mein Vater sah erstaunt rüber zu dem fetten Österreicher, der auf seinem Hocker saß und Özil disste, während ihm der libanesische Barchef, der zum Glück des Österreichers kein Deutsch verstand, das Bier zapfte und servierte. Der Serbokroate, der für Österreich spielte und das Tor schoss, war aber einer von ihnen, zumindest grölte der Ösi das jetzt raus.

Wertloses, ehrenloses, rassistisches, österreichisches und deutsches Dreckspack. Wir gingen in die Schiffslobby, wo meine Schwester und meine Mutter an einem Glastisch saßen. Ein klassisches Trio spielte im Hintergrund. Violine, Klavier und Kontrabass. Sie spielten *My heart will go on*, *Yesterday* und das *Main Theme* von Schindlers Liste. Ich wartete auf den Moment, in dem sie vielleicht noch Rasierklingen verteilten. Alter. Trio Depressissimo.


Seetage vergingen. Ein lautes Schiffshorngeräusch weckte mich. St Petersburg! Wir waren da. Ich blickte auf die Skyline der Stadt und Ruhe machte sich in mir breit. Stillstand.

Meine Ma, meine Sis und ich hatten eine Busrundfahrt gebucht, mein Vater wollte lieber auf dem Schiff bleiben. Der Plan meiner Mutter war, die Reisegruppe gegen Mittag zu verlassen und zum Grab meines Großvaters zu fahren, der ein paar Wochen nach meiner Geburt in St. Petersburg gestorben war. So machten wir es dann auch, gegen Mittag stiegen wir in die Metro. Endlose Rolltreppen in die Tiefe. Ich hatte mein Katz's-Delicatessen-Cap tief ins Gesicht gedrückt und die Kapuze meiner Bathing-Ape-Camu-Jacke darübergezogen. »Astaroschna, dweri sakriwajtza« – »Achtung, die Türen schließen sich«. Wir fuhren acht Stationen mit der Metro. Dann wechselten wir in einen Bus, aber nicht in einen großen Bus, nein, so ein Bus mit vielleicht zwölf Sitzplätzen, mit dem wir ungefähr sechzig Kilometer aus der Stadt rausfuhren.

Wir stiegen im Nirgendwo aus. Meine Mutter erkundigte sich nach einem Taxi. Meine Schwester und ich sprechen beide kein Russisch und standen hilflos rum. Ein Auto, oder eher ein Metallstück mit einem Motor und Sitzen, fuhr vor. Meine Mutter setzte sich auf den Vordersitz, meine Schwester und ich rutschten auf die Rückbank. Es stank nach Zigaretten, Kommunismus und Huhn. Ich wollte das Fenster runterkurbeln, doch das erledigte sich ganz von selbst, als es bei der ersten Berührung in den Schlitz runterplumste. Meine Schwester und ich lächelten uns an, es war so ein Lächeln aus Hoffnungslosigkeit und Absurdität. I did not know wo diese Reise enden würde.

Im Nichts, am Rande einer Bundesstraße, hielt das Taxi. Meine Mutter verabredete mit dem Fahrer eine Zeit, wann er uns hier wieder abholen sollte, dann gingen wir auf die gegenüberliegende Straßenseite und stapften einen zugewachsenen Pfad hoch. Hinter einer Lichtung blickten wir auf überwucherte Grabsteine, jüdische Grabsteine, weit entfernt von der Zivilisation. Weit weg von der Realität. Meine Mutter irrte durch die schmalen, verwilderten Gänge, meine Schwester und ich folgten ihr. Auf einmal blieb meine Mutter stehen. Stille. Nur das Zwitschern von ein paar Vögeln.

Meine Mutter schaute nach rechts und ging dann zielstrebig auf einen Stein zu. Sie öffnete das kleine Gittertor des schwarzen Zauns, jedes Grab, so krass zugewachsen es auch war, war hier von einem Zaun umgeben. Vor uns standen ein großer Grabstein mit dem Bild meines Urgroßvaters und daneben, eine kleine schwarze Platte, der Grabstein meines Großvaters, den ich nie hatte treffen können. Meine Schwester und ich standen hinter meiner Mutter, die auf die Knie ging. Aus ihrer Handtasche holte sie eine Harke und Handschuhe und begann, das Unkraut von den Gräbern zu zupfen. Meine Schwester und ich fragten sie, ob wir helfen können. Nein. Fertig.

Zu dritt standen wir andächtig vor den Grabsteinen. Meine Mutter bat mich, den Kaddisch, das Totengebet, zu sagen. Ich murmelte das, woran ich mich erinnerte. Wir verharrten. Twin Peaks vs. eigene Geschichtsbewältigung. Ich hatte gedacht, Papenburg wäre das Ende der Welt. Ich hatte mich getäuscht.

Wir gingen zum Taxi. Ich ließ mich zurückfallen und machte noch zwei Fotos mit dem iPhone, falls ich mal wiederkommen wollte.

Das Taxi fuhr uns zurück zum busstop, eine Stunde

später waren wir am Newski Prospekt. Wir saßen zu dritt an einem Tisch auf der Terrasse eines Restaurants, aßen Pizza und tranken Cola aus 1-Liter-Bechern. Ich musterte ein Nickelback-Plakat, die hier offenbar bald ein Konzert geben würden, und fühlte mit dem russischen Volk.

Später fuhren wir zurück zum Schiffsanleger, dämmerndes Licht über St. Petersburg. Das Schiff legte ab. Ich stand auf meinem Balkon, starrte auf die Skyline. So kurz. So krass. So intensiv. So bezaubernd.

Gruppenvisite. Ich blicke immer noch aus dem Krankenhausfenster, bin mit meinen Gedanken ganz weit weg. Höre erst hin, als Dr. Grünzweig mich fragt, ob bei mir alles okay sei. Da ich weiß, dass man vor den anderen Patienten zwar über seinen Zustand reden kann, aber nicht muss, sage ich, alles sei easy.

Grünzweig verabschiedet alle mit den besten Wünschen für das neue Jahr und merkt an, dass für diejenigen, die bis Mitternacht wach sind, die Möglichkeit bestehe, später mit heißer Milch mit Honig auf das neue Jahr anzustoßen. Das ist zu sad.

*

Es ist elf Uhr abends. Neujahr. Tom schläft. Ich sitze im dunklen Krankenhauszimmer in Unterhose und weißem American-Apparel-Summershirt auf meinem Bett, blicke aus dem Fenster. Dunkel. Dann wieder auf mein iPhone. Mein Gesicht ist hell erleuchtet vom Display.

Ich warte auf Sunny, wir haben uns zum Telefonieren verabredet. Seit zwei Monaten haben wir uns nicht mehr gesprochen. Ich bin aufgekratzt. Aber so ein Ich-kenn-dieses-aufgekratzt-Gefühl-nicht-Aufgekratzt. So seltsam. Ein Übelkeitsgefühl in meinem Magen, obwohl ich gar nichts gegessen habe. Mir ist flau.

Ich bin jetzt seit acht Wochen in der Psychiatrie. Mir geht es besser, die Schwermütigkeit schwindet allmählich und das Lebendige füllt langsam, sehr langsam den Raum. Das Dreckige wird sauber und gleichzeitig ein bisschen schön. Ein kleines bisschen besser. Würde man mich fragen, warum genau es mir besser gehe, wüsste ich nicht so wirklich, wie ich es beschreiben könnte. Leere zu beschreiben, sodass das Gegenüber Empathie empfindet bzw. das Gefühl der Gefühllosigkeit begreift, ist schier unmöglich.

Mir geht es besser, ja. Aber es ist ein langer Weg, der hier im Hospital begann, doch dann, im Leben da draußen weitergeführt werden muss. Es geht um Struktur, um geregelte Abläufe, Ziele, Disziplin. Mut. Kraft. Wiedergefundene Stärke. Und es gibt keine Garantie für eine vollständige Genesung. Nach der Klinik wird das Antidepressivum weitergenommen, ein oder zwei Jahre, begleitend dazu macht man eine Gesprächstherapie, dann wird das Medikament ausgeschlichen. In der Theorie klingt das supergeil – ich hoffe nur, dass das dann auch wirklich so ist. Es gibt keine Sicherheit. Und zwar nicht nur in Bezug auf die

Depression, sondern auf das Leben allgemein. Nur mit Struktur und Ordnung kann alles erträglicher werden. Das bisschen besser.

Eine Angst überkommt mich, Verlustangst. Sorgen. Ein Gefühl, das in Bezug auf Sunny neu ist, ich spüre auf einmal eine große, starke Sehnsucht, mit ihr zu sein. Mit ihr Tage, Nächte zu verbringen, sie zu berühren, neben ihr aufzuwachen. Gleichzeitig mache ich mir Sorgen, dass diese Zeit vorbei ist, dass es zu spät ist, da ich sie so lange nicht wirklich in mein Herz lassen konnte, also so endgültig. Ihr nicht zeigen konnte, was ich wirklich für sie empfinde. Bullshit. Ich habe sie verehrt, sie ganz weit in mein Leben gelassen, sie war die Frau an meiner Seite. Zwei ganze intensive Jahre. Warum ist sie so in meinem Kopf? Die letzten zwei Monate habe ich oft an sie gedacht – und jetzt plötzlich überkommt mich eine Unsicherheit, wenn ich an sie denke.

Das Handy klingelt, Mariah Carey *Through the rain*. Her personal Klingelton. Ich mag Mariah Carey, ich verstehe nicht, wie man Mariah Carey nicht mögen kann. Das Fender Rhodes der Anfangsmelodie lässt mich nicht erschrecken.

Ich mache die Streifbewegung über das Display. Ein megaeuphorisches »HEEYYYYYYYYYYY! Happy New Year!« erklingt. »Wie geht es dir, wo bist du, was machst du, wie fühlst du dich, wann kommst du raus? Was macht dein Kopf? Geht es dir besser? Wir sehen uns bald. Wir müssen unbedingt nach New York!«

Ich schweige.

Sunny: »Hey, alles okay?«

Ich sage immer noch nichts, natürlich ist alles irgendwie okay, aber ich vermisse sie so sehr. Kann es ihr nicht sagen, ich traue mich nicht.

»Olli?«

»Ja, alles oki.«

Sunny erzählt von den letzten Wochen und will wissen, wie es mir ergangen ist. Ich mag nicht drüber reden, weiß auch sonst nicht, was ich gerade mit ihr sprechen soll, ich fühle mich verunsichert. Warum nur? Sind es die aufrichtigen, starken Gefühle, die ich ihr gegenüber verspüre? Mindfuck. Vielleicht hat sie jemanden kennengelernt und verschweigt es mir, da sie weiß, dass ich mich in einem labilen Zustand befinde. Ich bin unsicher. Was ist los mit mir? Immer wenn wir sprachen, war es easy, jetzt bin ich angespannt, so angespannt. Es gibt so viele Lücken im Gespräch. Zu viele stille Momente.

Sunny fragt mich noch mal, ob alles okay sei. Sie wirkt verunsichert. Wo habe ich die Chance verpasst? Habe ich die Chance verpasst?

Sie fragt mich: »Thundapanda, was bedrückt dich, sag es doch, du kannst mir alles sagen, wir sind doch Freunde.«

Stroke. Freunde. Freunde?

»Wie meinst du das?«, frage ich vorsichtig.

»Ich denke, wir sind Freunde«, antwortet sie. »Du hast mir doch immer wieder zu verstehen gegeben, dass du mich als Frau nicht möchtest.«

Ich schlucke und ein Würgreiz durchfährt meinen

wabbelnden Bauch, der gar nicht mehr so wabbelig ist. Freunde.

›Wir können ja Freunde bleiben‹ ist so ein Satz, wie wenn der Tierarzt dem kleinen Mädchen sagt: »Dein Meerschweinchen ist zwar tot, du darfst es aber behalten.«

»Ich dachte, dass wir, also wir …«, stammele ich. Ich bin irritiert, weiß selbst nicht, was wir. Ich habe ja immer gesagt, dass ich mir keine Beziehung vorstellen kann. Immer bin ich rumgeeiert.

»Wir sind keine Freunde«, sage ich schließlich.

»Also doch, aber.« Es herrscht wieder Stille.

Dann höre ich Sunny schluchzen. »Das verletzt mich sehr, dass du das sagst.«

Ich versuche ihr zu erklären, dass ich es anders meine. Gedankenoverkill. Natürlich sind wir Freunde, nur ist der Gedanke, dass wir nicht weiter zusammen sind, unerträglich für mich.

»Sunny?«

»Sag mir, dass wir Freunde sind.«

»Wir sind Freunde, aber …« Oh Mann, ich weiß nicht, was mit mir geschieht, ich fühle mich windelweich. No Selbstbewusstsein.

Wieder schweigen wir uns an. Ich bin erschöpft vom Telefonat, von meinen aufkommenden Emotionen. Eine alte Angst steigt in mir hoch. Verlustangst. Zurückweisung. Dieses Mädchen, diese Frau hat mich mit Emotionen bombardiert. Warum diese Zurückweisung? Es ist keine Zurückweisung. Wir können Freunde sein.

»Hasenfrau, wir sehen uns doch schon bald, ich bin müde. Wir schreiben.«

»Versprich mir, dass du dich morgen meldest.« Sunny lispelt, sie fängt immer an zu lispeln, wenn sie müde ist.

»Okay.«

Ein Tuten, das Telefonat ist zu Ende.

Ich lasse das Phone auf mein Bett fallen. Mein Herz pocht. Mir ging es besser. Ich habe zwei Monate lang an mir gearbeitet. An meinen Ängsten. Versucht, sie zu verstehen. Klarheit in mein Leben gelassen. Angefangen, mich mit meinem neuen Alltag auseinanderzusetzen. Ich fühlte mich besser, stärker. Gesünder. Dieses Telefonat killt mich grade. Ein Stich ins Pandaherz.

SMS-Geräusch, eine Nachricht von Sunny:

»Ich verstehe nur nicht so richtig, was passiert ist. :( Du willst nichts von mir, du stehst nicht auf mich, du hast keine romantischen Gefühle für mich, das hast du mir alles klar und deutlich mehrmals gesagt, ich dachte wir sind Freunde! Du bist mein bester Freund, dachte ich …? :( Ich verstehe einfach nicht, dass du plötzlich den Kontakt abbrechen willst. Melde dich xoxoxox Sunny«

Tazig tippe ich wie ein Irrer auf meinem Display rum, manisch:

»Ich will den Kontakt nicht abbrechen, ich will so weitermachen wie bisher, so nah wie bisher und das war mehr als ›nur‹ Freundschaft. Wenn wir Freunde sind, bedeutet das, dass du einen neuen Boy Friend haben kannst?«

Schweißperlen auf meiner Stirn, das T-Shirt klebt mir am Rücken.

Sunny antwortet direkt:

»Ich will nicht, dass sich jemand für mich interessiert. Das mit uns verwirrt mich sehr.«

Ich schicke ihr einen Traurigkeitssmiley zurück. Der Akku ist leer, ich sehe nur noch den schwarzen Bildschirm und dieses weiße kleine Buffering-Rädchen, während sich mein Handy ausstellt.

Lange blicke ich aus dem Krankenhauszimmerfenster. Dann drehe ich mich auf die Seite, lasse langsam das Phone aus meiner Hand gleiten und schließe die Augen.

## Achte Klinikwoche

Die letzten Tage in der Klinik vergehen wie im Flug. Ich denke an die Entlassung und fühle mich mulmig. Wann ist der richtige Zeitpunkt, wieder ins Leben einzusteigen? Gibt es einen richtigen Zeitpunkt? Ich muss es wagen. Try it. Frau Mann hat mir dazu geraten. Ins kalte Wasser. Raus aus dem Schutzmantel, dem Wattebausch.

Heute ist meine letzte Psychodramastunde, meine letzte Sitzung. Es fühlt sich okay an, aber nicht geil. Und noch nicht geklärt. Work in Progress. Geduld. Die Gruppe bildet einen Kreis und der Tennisball fliegt von Patient zu Patient. Sunny, ich denk an Sunny. Es ist ein anderes An-Sunny-Denken. Hä?

Angst, die mich durchströmt. Verlustangst. Was ist los, Polak? – Bitte nicht. Ich schwanke, ein Schwanken, das ich so vorher nicht gespürt habe. Fuck. Sunny.

Eine halbe Stunde vergeht, dann kommt der Ball direkt auf mich zu. Frau Mann fragt mich, wie es in mir aussehe, und merkt an, dass das heute ja meine letzte Stunde sei. Ich bin verwirrt, es geht mir besser, aber diese Verlustangst steht vor mir wie ein Monster. Ich antworte, dass es mir allgemein besser gehe, doch dass seit etwa drei Tagen ein neues, bedrohliches Gefühl da sei. Eine Angst. Eine Verlustangst. Ich habe erst jetzt geschnallt, was Sunny mir bedeutet. Und nun habe ich Angst, dass es zu spät sein könnte. Ich bin wie gelähmt.

Die Therapeutin interveniert: »Herr Polak, haben Sie überhaupt die Zeit, gelähmt zu sein? Wenn ein Siebzehnjähriger Liebeskummer hat, dann ist das eine Sache, Sie sind ein siebenunddreißigjähriger Mann! Fangen Sie an, sich selbst ernst zu nehmen.«

Ich nehme mich ernst – es fällt mir nur gerade schwer zu differenzieren, was echt ist und was nicht. Ist Sunny eine Flucht? I do not know and do not think so.

»Herr Polak«, fährt Frau Mann fort, »ich habe es schon mal gesagt: Ihre Angst ist Kitsch. Kaufen Sie sich eine neue Hose, diese Jogginghosen sind grenzwertig. Setzen Sie Prioritäten! Das mit diesem Mädel wollen Sie jetzt, nach den acht Wochen Therapie, über alles stellen, das soll Ihnen die Ausflucht geben, damit Sie nicht erwachsen werden müssen. Herr Polak, das ist ein Blitzlicht. Im Nachhinein zu merken, was man verloren hat. Wenn jemand weg ist. Das bedeutet, wenn jemand da ist, der mit Ihnen etwas füllen möchte, besteht Ihrerseits ja anscheinend die Möglichkeit nicht.«

Es ist wie ein Rückfall. Der Zustand, in dem ich ganz am Anfang war, ich niste mich wieder in einem Vergangenheitsgefühl ein.

»Weinen Sie nicht irgendetwas oder irgendwem hinterher, indem Sie sich etwas einreden. Keine Ablenkungsmanöver – kommen Sie zur Sache! Steigen Sie aus, aus dem Liebeskarussell. Auch Ihre Minderwertigkeit ist Kitsch. Nehmen Sie Ihr Leben in die Hand und klären Sie, was zu klären ist!«

Wo bin ich echt, wo nicht? Tun als ob. Ich muss Ehrlichkeit mir gegenüber anwenden – was geht, was geht nicht?

»Dieses Mädel ist sehr jung, Herr Polak. Was ist da los, mit dem Polak, mit seinen tausend Gesichtern, da kommt sie ins Nachdenken.«

Dann holt Frau Mann zum Knock-out aus: »Herr Polak, wenn eine junge Frau von Freundschaft spricht, ist die Liebe vorbei.«

Stille. In einen vermeidlichen Kummer, einen Schmerz flüchten, in die Leere, die Einsamkeit – das Loch.

»Sie missbrauchen Ihren Verstand. Sie reden und reden und reden. Sie reden so gerne!«

Ich kann mich selbst nicht mehr labern hören. Versöhnung mit dem Mangel, Versöhnung mit dem Mangel, Versöhnung mit dem Mangel, läuft wie eine Laufschrift über meine Augen, meine Sicht.

»Es gibt keine Zeit für romantische Rückwärtsmanöver. Der Antrieb, mit dem jeder auf die Welt kommt, ist ein Göttergeschenk. Sie hatten vor acht Jahren eine tödliche Erkrankung, die Sie kleinreden. Dass Sie etwas aus Ihrem Leben zu machen wissen, das haben Sie oft genug bewiesen. Aber Sie missbrauchen Ihren Verstand! Hängen Sie sich nicht an verträumte Liebeleien. Sie sollten das nicht als Ernst in Ihrem Leben verstehen. Sie können sich nicht mehr erlauben wegzulaufen. Gehen Sie auf die Bühne, das ist das Beste, was Sie machen können!«

Sechzig Minuten sind vergangen. Polak, sei still. Handle und diskutiere nicht. Der Ton war effektiv. Frau Mann verabschiedet alle und wünscht mir freundlich, aber unterkühlt alles Gute. Sie zieht das Ding bis zum Ende durch. Crack.

Ich gehe als Letzter aus dem Raum. Gerade will ich die Tür hinter mir schließen, da sagt die Therapeutin noch: »Fallen Sie nicht beim erstbesten Stolperstein zur Erde – fangen Sie sich, und weiter.«

Ich lächle ihr zu, sie lächelt zurück. Die Tür fällt ins Schloss.

*

Noch eine letzte Runde durch den Park neben dem Hospital. Ich ziehe mir auf dem Hof eine Packung Kippen, obwohl ich ja gar nicht mehr rauche. Ich latsche durch den Schnee, meine Kapuze tief ins Gesicht gezogen, darüber die Parkakapuze und auf dem Kopfhörer *So hard* von den Pet Shop Boys. Meine Sachen stehen im Zimmer gepackt, verpackt. Ready to leave. Ich habe Bella zum Abschied Mercis geschenkt, Tom hab ich nicht so richtig Tschüss gesagt, da wir uns ja bestimmt wiedersehen werden. Vielleicht habe ich aber auch einfach keinen Bock auf Abschied. *Abschied ist ein scharfes Schwert.*

Zurück im Gebäude warte ich auf Grünzweig, der mir noch den Arztbrief geben wollte. Ich sitze auf dem Gang, neben mir meine Tasche und mein Koffer. Nichts Besseres konnte mir passieren. Ein Raum, ein Ort, an dem mir geholfen wurde. Meine psychomotorische Unruhe, sie ist geschwunden. Vielleicht weg. Keine Verdauungsstörungen oder Übelkeit, mein Magen ist ruhig. Alles ist besser, noch nicht optimal, aber besser. *It's gonna take some time this time.* Bupropion, 300 Milligramm.

Grünzweig kommt mit einem Umschlag um die Ecke. Ich stehe auf, er drückt mir den Brief in die Hand, ich bedanke mich und sage, dass wir uns bestimmt mal wiedersehen. Er schaut mich an, seine Augen glänzen. Wir sind beide unsicher und enden schließlich in einer Halbumarmung. Er ist verlegen, ich auch. Ich werfe die Tasche über die Schulter, gehe einige Schritte, ziehe den Koffer hinter mir her. Ich drehe mich noch mal um und frage Grünzweig was der wichtigste Rat sei, den er mir auf den Weg mitgeben möchte. Wie aus der Pistole geschossen, direkt in my mind, sagt er: »Machen Sie sich von nichts und niemandem abhängig.«

## Epilog

Es ist der erste Morgen in meinem Bett. Zwei Monate ist es her, seit ich zum letzten Mal hier geschlafen habe. Ich öffne die Augen, draußen dämmert es. Ich blicke auf den Schrank, zu King Louis, zu Scrat und Buzz. Ich wälze mich in meinem Bett hin und her und kuschle mich an meine riesige Bettdecke, ein Deckenmonster. So weich, so groß, so flauschig. Während mein Blick an den Stofftieren vorbei durch mein Fenster auf die Spitze des Alex fällt, denke ich an die nächsten Wochen, an meine schwach skizzierten Pläne, an die Zukunft. Ich fühle mich reseted, aber auch leer. Nackt wie E.T. Ich werde mich wieder füllen müssen.

Ich wiege inzwischen zwanzig Kilo weniger und kann ganz alleine, ohne Hilfe meiner Hände und Wände, aufstehen. Ich gehe ins Bad, lege mein iPhone auf die Waschmaschine, öffne iTunes und klicke *My Favourite Things* von John Coltrane an. Ich drehe den Wasserhahn auf, nehme meine weiße Colgate-Zahnpasta, die ich auf die Sensetive-Zahnbürste schmiere, und stecke sie mir in den Mund. Zähneputzen hat manchmal etwas Meditatives, in der Kombination mit Coltrane fast schon etwas Einschläferndes. Während ich putze, starre ich in den Spiegel, öffne und schließe den Mund, um Geräusche zu erzeugen. Ich denke an Sunny, sie kommt heute Abend. Ich habe sie jetzt vier Monate nicht mehr gesehen. Dann stelle ich die Dusche an und steige vorsichtig in die Wanne. Das Wasser spritzt mir ins Gesicht und ich seife mich mit dem rosa Joop Body Gel ein, während die Badezimmerlampe auf meinen Bauch strahlt. Es riecht sehr süß.

Ich trockne mich ab, ziehe meine lila Calvin-Klein-Unterhose an, ein weißes American-Apparel-Unterhemd und den Hofbräuhaushoodie. Ich schlurfe in die Wohnküche und stelle den Wasserkocher nicht an, da ich keinen Tee trinke und keinen Wasserkocher habe. Ich nehme Apfelsaft aus dem Kühlschrank und esse zwei Leicht&Kross-Knäckebrote. Dann nehme ich mein Medikament ein und setze mich an den Tisch. Ich schaue über die Rosa-Luxemburg-Straße in den Sonnenaufgang.

Grünzweig hatte recht. Ich denke an seine Worte, dass alles Zeit brauche, und merke, dass es mir schon wesentlich besser geht. Aber der Weg der Genesung ist noch nicht zu Ende. Ich bin neugierig, immer noch angeschwächelt, und gleichzeitig spüre ich eine vorher so nie gefühlte Kraft in mir.

Ich muss heute zu meinem Hausarzt, zum Sport, Post beantworten und Wäsche waschen. Und später dann Sunny. Sunny. Ich zünde mir eine Zigarette an und denke drüber nach, was genau ich ihr heute sagen will. Ich bin überfordert, vielleicht ist es zu schnell, aber nein, ich muss es ihr sagen. Ich bin bereit, ihr meine Liebe zu gestehen – und gleichzeitig bin ich ängstlich, denn der Gedanke quält mich, dass es vielleicht schon zu spät ist. Ich denke an Frau Manns Worte, dass ich aufhören solle zu träumen, mein Leben in die Hand nehmen solle. Und dieses Wenn-ein-junges-Mädchen-von ...-Ding! Ich werde nervös. Ich laufe im Zimmer auf und ab. Die Sonnenstrahlen, die auf die Diskokugel an der Zimmerdecke scheinen, werfen Lichtpunkte an die Wände. Fuck it, ich will gar nichts von ihr hören, ich schulde es ihr, dass ich ihr meine Gefühle offenbare. Ich muss es ihr sagen. Oder ist das egoistisch? Nein, Mann. Sie ist so krass für mich da gewesen in den letzten zwei Jahren, sie stand an meiner Seite. Sie war die Frau an meiner Seite und ich der Mann, der ihre Liebe nicht annehmen konnte, weil er wusste, dass er erst gesund werden muss, bevor er sie an sich heranlassen kann. Sunnys warme, herzliche, fürsorgliche, selbstlose Art, da zu sein, wie eine Katze, die durch die Wohnung streift und Liebe versprüht. Andy sagte mal, dass doch nichts über die Wärme einer Frau geht. Stimmt, nur Sunny ist noch wärmer. Sie trägt die Wärme aller Disney-Filme zusammen in ihrem Herzen.

Ich versuche erst einmal low zu machen. Gehe die Treppen runter zum Briefkasten. Als ich ihn öffne, fallen mir Hunderte von Briefen entgegen. Ich schleppe den Papierhaufen hoch und setze mich wieder an den Tisch, wo ich einen Brief nach dem anderen öffne.

Krankenhausrechnungen – wie sind die denn drauf? Ich bin noch nicht einmal zu Hause angekommen und schon haben die mir ihren Privatkostenrechnungshit gesendet. Krass. Vattenfallrechnungen, E-Plus-Rechnungen, Finanzamtpost, eine Einladung zum Comedypreis, Werbepost von den *Juden für Jesus*, bis heute frage ich mich, woher die meine Adresse haben. Ich öffne meinen Mail-Account und checke den Posteingang. Eine Anfrage vom SWR, sie möchten gerne mit einem Augenzwinkern Deutsche mit israelischen Wurzeln zur israelischen Kultur für ein neues Format befragen und würden sich sehr freuen, mich als Gesprächspartner dafür gewinnen zu können. Ich drücke auf Löschen. Leute, bitte keine Anfragen mehr zu Antisemitismus, Israelkritik, zum Verhältnis zwischen Deutschen und Juden, zum jüdischen Lebensgefühl, nein, ich möchte nicht für 250,– Euro in einer Stand-up-Migranten-Show auftreten. Real Comedy KZ. Auch an einer Sendung, die »Baustelle Deutschland« heißt, in der sie über Integration in einer Synagoge sprechen und beweisen wollen, dass Juden auch lustig sein können, möchte ich nicht teilnehmen. Mich zur Beschneidungsdebatte äußern – nein. Ich möchte nicht vom *ZDF Nachtmagazin* gefilmt werden, wie ich lächelnd und Eis essend am HC-Mahnmal vorbeischlendere, da das ja ein cooles Bild wäre und die ZDF-Redakteurin das so toll findet. Ich will kein Interview zum Thema Religion mit Sarah Kuttner führen, wobei ich eh nicht weiß, was von beidem ich schlimmer finde – Kuttner oder Religion. Nicht mit Bärbel Schäfer für ein Format »Meine Welt ist jüdisch« kochen und auch nicht bei Beckmann zur Grass-Debatte rumhängen. Ich markiere den gesamten Mailordner, drücke auf Löschen und leere meinen Papierkorb.

Dann klappe ich mein immer noch lädiertes Mac-Book zu und schmeiße den Rest der Post ungeöffnet in den Papierkorb. Es ist still in meiner Wohnung und die Sonne strahlt mir ins Gesicht. Neuanfang.

Durch das Treppenhaus höre ich das Scheppern der Tonnen, die von den Müllmännern geleert werden. Es ist 8.30 Uhr. Ich ziehe mir eine Jogginghose an, Schuhe, schnappe mir den Arztbrief vom Krankenhaus und gehe runter zum Auto. Oh Mann. Wo habe ich das Auto nur geparkt? Ich kann mich nicht mehr erinnern. Nach zwanzigminütigem Suchen finde ich es endlich. Aus den Lautsprechern dröhnt *The one who went away*. Ich schmeiße die Motorpsycho-CD raus und packe The Notwist »Neon Golden« in den Player. *Pick up the Phone.* Sunny.

Ich fahre nach Kreuzberg zur Praxis meines Hausarztes bzw. meiner Hausärzte, Zwillingsbrüder, die eine Praxis zusammen betreiben. Wobei, eigentlich ist es eher wie in Alices Wunderland bei ihnen und vom Outfit her sind die beiden irgendwas zwischen 80er-Jahre-Tennislehrer und Sascha Hehn in der Schwarzwaldklinik. Sie sind Siegfried and Siegfried, bei ihnen fühle ich mich wie Roy.

Ich betrete die Praxis, in der sich eine lange Schlange, fast länger als bei Starbucks, gebildet hat.

Während ich warte, betrachte ich die Bilder an den Wänden. Riesige Bernard-Villemot-Bilder, Roy Lichtenstein, Stuck an den Decken und lange Korridore, Fontana-Lampen und eine wahnsinnige Grundwärme, die die Räume durchströmt. Und so, so, so viele Türen – halt Alice im Wunderland, nur dass hier statt weißen Hasen weiße Kittel rumlaufen.

Die blonde Sprechstundenhilfe erinnert mich an Lucy Moran, die Empfangsdame auf der Polizeiwache in Twin Peaks. Ich nehme im großen, offenen Wartezimmer auf einem Thonet-Freischwinger Platz. Ungeduldig wippe ich im Stuhl auf und ab.

Eine SMS auf meinem Phone: »Oliver, wir fangen heute um 12 Uhr an zu drehen, es dauert ungefähr bis 18 Uhr. Wäre cool, wenn du dir den Bart rasieren könntest und den Scheitel checkst.«

Oh man, das habe ich vergessen, ich hatte den Jungs von K.I.Z. zugesagt, im Video zu ihrem Lied *Ich bin Adolf Hitler* den Hauptdarsteller zu spielen: Adolf Hitler.

Während ich warte, huschen die beiden Brüder von Zimmer zu Zimmer. Türen öffnen sich, Türen schließen sich. Dass die beiden eineiig sind, macht die Sache nur noch stranger.


»Oliver, kommst du bitte?« Thomas, einer der beiden Brüder, ruft mich auf. Wir umarmen uns, unsere Bäuche berühren sich. Wie wenn zwei Bären sich umarmen. Er führt mich ins Untersuchungszimmer, in dem sich zwei ganz alte Arztsessel gegenüberstehen. Wir setzen uns und für einen Moment kehrt Ruhe ein. Ich drücke ihm den Arztbrief in die Hand und sage, dass wir irgendeinen Blutwert checken müssen, da er sich, seit ich das Antidepressivum nehme, arg verändert hat. Er liest. Ich schaue auf das Orangina-Bernard-Villemot-Bild. Schließlich lacht er, kneift mir in die Wange und sagt, dass ich viel besser und wieder gesund aussehe. »Wie geht es dir denn?«, fragt er mich und ich antworte: »Besser. Mich selbst wegzusperren, war das Beste, was ich hätte tun können.« Thomas witzelt rum und ich muss lachen, es ist das erste Mal seit sehr, sehr langer Zeit, dass ich wieder lache.

Er geht ins Nebenzimmer und holt die Spritze. Ich kremple den Ärmel meines Hoodies hoch und Thomas sticht soft, wie Watte, die auf Watte fällt, in meine Vene. Ich muss wieder lachen, er auch, und dann macht er Stöhnsexgeräusche, die mich noch mehr zum Lachen bringen. Diese Praxis hat etwas von einem Zuhause.

Wir verabschieden uns mit einer kurzen Umarmung und ich fahre nach Hause. Vorher stoppe ich beim KaDeWe am Ku'damm. Ich gehe in die sechste Etage zu den Luftballons, entscheide mich für den »Welcome Home«-Ballon mit viel Helium drin. Sunny kommt heute Abend aus New York zurück und ich will sie am Flughafen Tegel überraschen. Sie liebt Luftballons.

Es ist schon 11 Uhr. Okay – Hitler. Zu Hause angekommen, gehe ich ins Bad, stelle Grady Tates *Nature*

*Boy* bei iTunes an und schalte den Rasierer ein. Ich rasiere meinen Vollbart bis auf einen Quadratschnurrbart ab. Krass. Wie die Flosse eines Seelöwen tauche ich meine Hand in die große Geldose, klatsche die Paste in meine Haare und ziehe mit dem Kamm einen Seitenscheitel. Der Anblick im Spiegel ist irritierend. Ich rufe ein Taxi und gehe mit meiner Sporttasche runter auf die Rosa-Luxemburg- Straße.

Es ist Fashion Week. Fashion Week ist schlimmer als Krebs im Endstadium. Berliner Fashion Week wirkt gerade im Vergleich zu Paris wie eine Müllhalde mit hohlen, schlecht angezogenen Ratten.

Ich steige ins Taxi. »Einmal zur Falckensteinstraße bitte.« Der Taxifahrer schaut in den Rückspiegel: »Hitler?« Er lacht.

Ich entgegne: »Ja, ich bin's. Ich bin Adolf Hitler.« Ergänze dann aber, dass ich in einem Videoclip für Freunde Hitler spiele, eigentlich aber gar kein Schauspieler bin, sondern Bücher schreibe und Comedy mache. Ich frage den Taxifahrer, woher er ursprünglich kommt.

»Palästina. Wie heißt dein Buch?«

*»Ich darf das, ich bin Jude*!«, antworte ich. Die Fashion Week war dann nicht mehr Thema des weiteren Gesprächsverlaufs.


In der Falckensteinstraße warten K. I. Z. schon, diese harten Rapper, die privat eher etwas von süßen, kleinen, intellektuellen, versexten Chihuahuawelpen haben.

Im Clip soll Hitler als ein ziemlich kaputtes Schwein dargestellt werden, wie er hier und heute in einer tristen Wohnung mit Schrankwand in seiner traurigen Welt lebt und von der Gesellschaft geächtet wird. Am Ende erschießt er sich.

Der Dreh geht los und je länger wir drehen, desto mehr werde ich er. Meine ganze Wut, mein ganzer Hass der letzten Jahre gegenüber dem Nationalsozialismus, gegenüber antisemitischen Ressentiments, die dummen Fragen, ich lasse alles in die Rolle fließen.

Mein Manager Beat kommt dazu, lacht laut und ruft mir zu, meine schauspielerische Leistung sei größer als die von Bruno Ganz in *Der Untergang*. Ich lache. Hat Hitler eigentlich jemals gelacht?

Kurz nach 18 Uhr, nach der Kopfschussselbstmordszene, sind wir durch. In fünfundvierzig Minuten wird Sunny landen. Ich bin müde, ziehe mein Hitleroutfit aus und meine normalen Klamotten an. Nationalismus – eh kompletter Schwachsinn. Warum sich auf seine Nation beziehen und stolz drauf sein? Wozu? Warum? Außer, du bist Heino. Du entscheidest doch eh nichts selbst. Der Staat sagt nach deiner Geburt, dass dein Schmock für immer ihm gehört. Darauf sollst du stolz sein? Ich rufe mir ein Cab und warte mit dem »Welcome Home«-Luftballon an der Straßenecke.

Im Taxiradio läuft Flux Fm, *Warte auf mich auf dem Grund des Swimmingpools*, warte auf mich, Tocotronic. Ich blicke aus dem Fenster, auf die Lichter der Stadt. Es regnet. Ich werde von den Scheinwerfern der entgegenkommenden Autos geblendet. Mir ist kalt. Ich krame meine hellgraue Nike-Baseballjacke mit den roten Lederärmeln, ein bisschen Michael-J.-Fox-*Zurück-in-die-Zukunft*-mäßig, aus meiner Sporttasche und binde mir meinen Schal um, am liebsten hätte ich noch einen zweiten, den ich um mein Herz binden könnte. Es pocht so laut, es könnte fast schon ein Kompakt-Michael-Mayer-Track sein.

Wir biegen in die Flughafeneinfahrt ein und stehen kurz vor dem Abflug/Ankunft-Schild, das man wegen des starken Regens kaum entziffern kann. Aber auch sonst ist die Schrift nicht wirklich groß. A17 ist Sunnys Gate, DL 9518 aus Jew York landet dort in siebzehn Minuten und wird pünktlich erwartet. Ich freue mich so sehr, sie wieder in meine Arme zu schließen. Mit dem Heliumluftballon laufe ich durch den hell erleuchteten Flughafen. Ich bekomme viele Looks, viele Leute lächeln mir zu, viele Ältere. Süß.

Am Gate angekommen, stelle ich mich an die Schiebetür gegenüber dem Ausgang und schaue auf die Anzeigetafel. Das Flugzeug ist gelandet. Diese Zeit, in der man am Gate auf die Abzuholenden wartet, kommt einem immer so lang vor, heute besonders lang. Ich laufe nervös auf und ab, scrolle auf meinem Phone herum, Facebookstatusmeldungen fliegen an mir vorbei. Die Schiebetüren öffnen sich und die ersten Passagiere kommen raus, eilen zum Taxi oder werden von ihren Verwandten in Empfang genommen. Dann kommt niemand mehr. Oh man, sie wird doch nicht den Flug verpasst haben? Es würde zu ihr passen, manchmal ist sie ein airhead. Zehn Minuten sind vergangen. Niemand da.

Dann öffnet sich die Schiebetür. Da ist sie. Eingepackt in einem knallroten Wintermantel, ihre großen Augen strahlen wie Laserherzen. Sie lässt den Koffer stehen, rennt auf mich zu und umarmt mich ganz, ganz fest. Ich küsse ihre Wangen, ihre Lippen, ihre Stirn. Sie drückt noch mal fest zu. Es fühlt sich so warm, so vertraut, so lang ersehnt an. Dann schauen wir uns in die Augen, verharren im Blick des anderen. Sie sagt mir, dass sie mich vermisst hat, ich ihr gefehlt habe, dass es so schön ist, dass ich da bin, sie freut sich so über den Ballon. Dann lacht sie: »Mit dem Hitlerbart, dem Scheitel und dem Kunstblut siehst du echt komisch aus.«

Fuck. Oh Mann. In der Eile habe ich vergessen, das alles wegzumachen. Jetzt schnalle ich, warum mich die Flughafenpolizisten so freundlich gegrüßt haben. Was müssen die amerikanischen Passagiere gedacht haben? Sie landen in Berlin und das Erste, das sie sehen, ist ein blutverschmierter Hitler mit einem »Welcome Home«-Ballon. Gut, dass Sunny nicht aus Tel Aviv gekommen ist.

Kurz darauf sitzen wir auf dem Rücksitz eines Taxis, sie schmiegt sich an mich. Ich spüre mein Herz, das laut schlägt. Sunny ist müde und schläft in meinem Arm ein. Wir fahren durch den Regen, vorbei am

Lehrter Hauptbahnhof, durch die Invaliden- in die Torstraße, in die Stein- zur Rosa-Luxemburg-Straße.

In meiner Wohnung ist Sunny erst einmal über die Ordnung, die dort herrscht, überrascht. Sie ist genauso unordentlich wie ich, deswegen fällt es ihr direkt auf, wenn etwas aufgeräumt ist. Ich mache Bill Evans und die puffige Stehlampe mit der roten Glühbirne an und gehe ins Bad, um Hitler zu entfernen. Während *Garys Theme* läuft, rattert der Rasierer. Dann nehme ich den Nivea-Rasierschaum, verteile ihn sanft auf meinem Gesicht und starre in den Spiegel. Dummer August, Marcel Marceau, vielleicht einfach nur weiß. Ich nehme meinen Nassrasierer und ziehe Bahnen durch mein Gesicht. Als ich wieder hochschaue, steht Sunny hinter mir und lächelt mich im Spiegel an.

Für 22 Uhr habe ich einen Tisch im *Grill Royal* reserviert. Obwohl mein Auto unten auf der Straße steht, rufe ich ein Taxi, da ich zu shaky bin, um zu fahren. Ein leichtes, aber permanentes Zittern durchfährt meinen Körper. Ich habe in meinem Leben noch nie einer Frau meine Liebe gestanden. Ich erwarte nichts, ich will es ihr sagen, auch auf das Risiko hin, dass es das Ende ist. Die Angst vor Zurückweisung durch einen Menschen, den man liebt und dem man das geben möchte, was gefehlt hat. Doch für den es dann vielleicht nicht mehr reizvoll ist, wenn er es haben kann.

Wir gehen singend das Treppenhaus hinunter, wir singen das Theme von Aladin. Sunny singt gerne. Ich liebe es, wenn Frauen, die singen können, singen.

Der *Grill Royal* liegt in der Nähe der Friedrichstraße, ein paar Treppen hinunter, direkt an der Spree. Vor dem Lokal stehen ein paar Leute, die zum Rauchen rausgegangen sind.

Da ist Daniel, ein Freund von mir. Er ist Maler und gehört, glaube ich, neben Rauch und Meese zur Neuen Leipziger Schule, was auch immer diese Schule genau ist, keine Ahnung. Ich hab keinen wirklichen Check von Malerei, aber ich mag Daniel, und seine Bilder sind auch okay, so neon. Ein aufmerksamer Typ, kontrolliert unkontrolliert, normal unnormal. Wir begrüßen uns, Sunny und Daniel kennen sich auch und geben sich ein Küsschen, obwohl Daniel körperliche Nähe eigentlich nicht so mag.

Erst jetzt schnall ich, dass Daniel nicht alleine da ist. Ich zittere ja eh schon wegen der Gesamtsituation, bin wackelig. Aber jetzt ist alles vorbei. Neben Daniel steht Jochen Distelmeyer. Blumfelds Jochen Distelmeyer, der Held meiner Jugend.

»Das ist mein Freund Oliver und das ist Jochen«, stellt Daniel uns vor.

»Ich bin Jochen«, sagt Jochen und begrüßt auch Sunny.

Ich starre ihn mit großen Augen an. Der Typ muss denken, dass ich entweder drauf bin oder krank, was ich ja auch irgendwie noch bin. Daniel schlägt vor, dass wir uns zu ihnen an den Tisch setzen. Ich winke ab, erkläre ihm, dass ich einen Tisch reserviert habe. »Aber vielleicht sehen wir uns ja später noch.«

Sunny und ich verschwinden im Restaurant. Ich

dachte immer, dass ich dafür sterben würde, Jochen Distelmeyer mal zu treffen, aber jetzt gerade ist es mir egal. Sowieso ist vieles, von dem man immer dachte, dass es wichtig ist, gar nicht so wichtig im Hier und Jetzt!

Der Kellner führt uns zu einem Tisch in einer Nische. Ich bin nervös, aber erst einmal froh, dass wir sitzen. Wir bestellen Cola Light und ein Bier vom Fass, werfen einen Blick in die Karten. Sunny bestellt etwas kleines Vegetarisches, ich etwas großes Fleischiges, dann erzählt sie von New York. Sie ist immer noch wach, geflashed, verzaubert und beeindruckt.

Während ich Sunny, ihrer warmen, liebevollen Stimme zuhöre, beobachte ich, wie hinter ihr Daniel und Jochen auf unseren Tisch zukommen. Ich bin irritiert, kann aber nicht denken, weil ich mir vor dem Essen aus lauter Nervosität acht Insidontropfen reingeknallt habe. Daniel und Jochen setzen sich, Daniel neben mich auf einen Stuhl, Jochen zu Sunny auf die Bank. Darauf habe ich gerade nicht so richtig Lust, ich bin aufgeregt und unbeholfen, weiß nicht, wie ich ihnen sagen soll, dass ich mit Sunny alleine sein will, zumal Daniel ja ein Freund und Jochen Jochen Distelmeyer ist, außerdem möchte ich nicht unhöflich sein.

Die beiden fangen an zu reden, das heißt, ich habe den Eindruck, dass eigentlich nur Jochen redet. Es geht um Poesie, ums Bücherschreiben, um die Toten Hosen. Am Anfang des Gesprächs werfe ich manchmal noch den einen oder anderen Gedanken ein, habe aber das Gefühl, dass das total übergangen wird. So wirkt das ganze irgendwann auf mich wie eine One-Man-Show. Sunny hört interessiert zu und blickt Jochen mit ihren großen Monchichiaugen aufmerksam an. Daniel ist von Jochens Monolog, den er schon mehrmals versucht hat, in ein Tischgespräch zu verwandeln, gelangweilt und steckt sich mehrere Strohhalme an seine Brille. Ich bin verunsichert, fühle mich minderwertig. Ich schweige. Ich bin müde. Dieses Altherrenrockergelaber macht mir Angst, es hat etwas Desillusionierendes. Angst, dass ich, wenn ich so alt bin, auch in eine Runde platze und solche Sachen sage. Angst, dass man im Leben stecken bleibt. Nicht stuck in a moment zu sein, but stuck in a role. Ich habe diesen Typen immer so geliebt. Aber ich kriege ihn einfach nicht mit meinem Jochen Distelmeyer zusammen. Während er redet, muss ich an Eddie von Iron Maiden denken, ja Mann, er erinnert mich an Eddie von Iron Maiden und der macht mir auch Angst.

Es wird weitergeredet. Zwischen ihm und Sunny existiert quasi kein Zwischenraum mehr.

Um mich abzulenken, mustere ich die anderen Gäste. Sie fressen und fressen, sind vollgefressen. Wir sind der Gegenentwurf zu Scrat. Denn indem Scrat etwas, die Nuss, nicht hat, hat er im Vergleich zu uns so viel. Er hat eine Aufgabe. Get the nut!

Unser Essen kommt, eigentlich ein guter Zeitpunkt für die beiden, zu gehen. Ich schnall eh nicht mehr, worum es geht, und zähle aus Langeweile die Fleischstücke in der Glastiefkühlriesenvitrine. Sie bleiben und der Monolog geht weiter, bis der Kellner die Rechnung bringt. Ich zahle für Sunny und mich.

Nach einem kurzen Moment der Stille fragt Jochen Sunny, ob sie ihn nicht an die frische Berliner Luft begleiten wolle, auf eine Zigarette. Ich bin irritiert. Verunsichert. Daniel schaut mich erschrocken durch seine Strohhalmbrille an und schweigt. Wie unelegant. Da setzt sich dieser Sänger zu uns an den Tisch, also an den Tisch eines Mannes und einer Frau, zieht die zweihundertprozentige Aufmerksamkeit auf sich und fragt dann noch die princess of the night, ob sie mit ihm rausgeht. Ich bin wie gelähmt. Ich darf und kann nichts sagen. Wir sind ja kein Paar, Sunny und ich. Immer noch herrscht Schweigen. Ich glaube, ich werde verrückt. Was für eine anstrengende Welt, in die man zurückkommt.

Dann antwortet Sunny: »Klar komme ich mit.«

Ich schlucke. Panik steigt in mir hoch. Sunny dreht sich langsam zu mir um und lächelt.

»Aber du kommst auch mit, oder?«

Smart. Auf einmal wirkt Distelmeyer auf mich wie eine Karikatur seiner selbst.

Daniel und ich dackeln den beiden hinterher zum Ausgang. Draußen wird geraucht. Ich bin durch. Bevor der Monolog weitergeht, entscheide ich mich, die Situation aufzulösen, indem ich sage, dass wir gehen. Daniel und Jochen sind sichtlich irritiert.

Sunny und ich, endlich allein, spazieren die Treppen zur Spreepromenade hinunter, auf der niemand mehr ist. Inzwischen ist es zwei Uhr morgens. Wir gehen den unbeleuchteten Weg entlang, mein Herz pocht wie der Minimalelektrobeat eines Tracks im Berghain, Bäm! Es ist kalt und ich nehme Sunnys Hand. Ist es falsch, es ihr zu sagen, sind meine Emotionen noch zu frisch, ist sie eine Verwechslung, ein Halt, der mir gerade fehlt, etwas Vertrautes, das ich nur besitzen will? Tausend Gedanken fliegen mir durch den Kopf. Nein, sie ist gemeint.

Wir schlendern auf die letzte Bank des von Bäumen zugewachsenen Wegs zu, und ich frage Sunny, ob wir uns nicht kurz setzen wollen. Sie antwortet mit einem Sabrina-Setlur-mäßigen: ja, klar. Auf der Bank lege ich meinen Arm um sie, sie ihren um mich. Wir schauen auf den Alexanderturm, auf die beleuchtete Museumsinsel, das sich drehende Berliner Ensemble-Schild, der Vollmond ist über uns. Ich atme tief ein und aus. Dann zucke ich zusammen, Fledermäuse. Sunny lacht. Ich mag Fledermäuse nicht, aber sie verschaffen mir einige Sekunden, um meine Gedanken, meine Worte zu ordnen.

Dann ist es ruhig. Keine Geräusche, Herzschlag, Angespanntheit, Hysterie. Total confusion. Pause!

Ich blicke in Sunnys Augen, mehr sehe ich nicht. Ich höre meine Stimme, höre, wie ich ihr sage, dass ich ihr etwas sagen muss. Dass ich viel nachgedacht habe, muss ich ihr eigentlich gar nicht sagen, sie weiß ohnehin, dass ich viel nachdenke.

»Ich habe begriffen«, erkläre ich ihr schließlich, »dass ich in den letzten Jahren immer mehr in eine

Depression reingeschlittert bin, in eine Sackgasse, und immer unglücklicher wurde. Du warst immer an meiner Seite, aber ich konnte deine Liebe nicht erwidern. Denn ich wusste, dass ich erst wieder mit mir selbst im Reinen sein muss.« Dann beginne ich zu stottern. »Ich, ich, also, ich.« Oh Mann, es muss raus. Minutenlange Stille. Ich krieg es nicht raus. Immer noch Stille. Sunny blickt mich an und schweigt. »Sunny.« Ich schlucke. I have to say it. Okay. »Ich …«

# Playlist/Quellenverzeichnis

*The Beatles – Yesterday*
Musik/Text: John Lennon/Paul McCartney 1965, auf der
CD: »Help!«, Abbey Road Studios

*James Blake – Overgrown*
Musik und Text: James Blake Litherland 2013, auf der
CD: »Overgrown«, Polydor

*James Blake – The Wilhelm Scream*
Musik und Text: James Blake Litherland 2011, © by
Buzzard and Kestrel Ltd./Universal Music Publishing
GmbH

*Blumfeld – Anders als glücklich*
Musik und Text: Jochen Distelmeyer 2001, auf der CD:
»Testament der Angst«, Umfeld Edition

*Blumfeld – Jeder geschlossene Raum ist ein Sarg*
Musik und Text: Jochen Distelmeyer 1994, aus dem Lied
»Verstärker«, auf der CD: »L'Etat Et Moi«, Big Cat

*Blumfeld – Deutschland der Deutschen*
Musik und Text: Jochen Distelmeyer 2007, auf der CD:
»Ein Lied mehr. The Anthology Archives 1«, Blumfeld
(Indigo)

*Blumfeld – Krankheit als Weg*
Musik und Text: Jochen Distelmeyer 2003, auf der CD:
»Jenseits Von Jedem«, WM Germany

*Boyz II Men – End of the Road*
Musik und Text: Kenneth B Edmonds, Antonio M Reid,
Daryl L Simmons 1992, auf der CD: »Boomerang Original
Soundtrack«, Motown

*Mariah Carey – Through the Rain*
Musik und Text: Mariah Carey, Lionel Cole 2002, auf der
CD: »Charmbracelet«, Island MonarC

*Carpenters – It's Going To Take Some Time This Time*
Musik/Text: Toni Stern/Carole King 2000, auf der CD:
»Singles 1969-1981«, A&M Records

*Carpenters – Rainy Days and Mondays*
Musik und Text: Paul Williams, Roger Nichols 1971, auf
der CD: »Carpenters«, A&M Records

*Casper – Dies ist kein Abschied, denn ich war nie willkommen*
Musik/Text: DJ Stickle, Markus Ganter, Konstantin
Gropper/Benjamin Griffey 2013, aus dem Lied »Asche-
regen«, auf der CD: »Hinterland«

*Charlie Chaplin – Smile*
Musik/Text: Charlie Chaplin/John Turner, Goeffrey Parsons
1936, im Film »Modern Times« von Charlie Chaplin

*Cher – I Got You Babe*
Musik und Text: Sonny Bono 1965, auf der CD: »Look at
us«, Atco Records

*Coldplay – In My Place*
Musik und Text: Guy Berryman, Jonny Buckland, Will
Champion, Chris Martin 2002, auf der CD: »A Rush of
Blood to the Head«, Capitol, Parlophone

*John Coltrane – My Favourite Things*
Musik: John Coltrane 1960, auf der CD: »My Favourite
Things«, Atlantic Records

*The Cure – Boys Don't Cry*
Musik/Text: Chris Parry, Robert Smith, Dave Allen 1979,
auf der CD: »Boys don't Cry«, Fiction Recrods

*Franz Josef Degenhardt – Spaziergang*
Musik und Text: Frank Josef Degenhardt 1966, auf der
CD: »Väterchen Franz«, Masterphon Musikverlag © Kai
Degenhardt

*Dillon – This Silence Kills*
Musik und Text: Dominique Dillon De Byington, Thies
Mynther, Tamer Fahri Oezgoenenc 2011, auf der CD:
»This Silence Kills«, BPitch Control

*Celine Dion – My Heart Will Go On*
Musik/Text: James Horner/Will Jennings 1997, auf der
CD: »Let's Talk About Love«, Epic Records

*Jochen Distelmeyer – Wohin mit dem Hass*
Musik und Text: Jochen Distelmeyer 2009, auf der CD:
»Heavy«, Umfeld Edition

*Bill Evans – Gary's Theme*
Musik: Gary McFarland 1981, auf der CD: »You Must
Believe in Spring«, Warner Bros. Records

*Bill Evans – You Must Believe in Spring*
Musik: Alan Bergman, Marilyn Bergman, Jacques Demy,
Michel Legrand 1981, auf der CD: »You Must Believe in
Spring«, Warner Bros. Records

*George and Ira Gershwin – Someone to Watch Over Me*
Musik/Text: George Gershwin/Ira Gershwin 1926 im
Musical »Oh, Kay!«

*Sebastian Krämer – In der Wanne plätschert Radio*
Musik und Text: Sebastian Krämer 2011, aus dem Lied
»Standby« auf der CD: »Schlaflieder zum Wachbleiben«,
Tacheles

*Iron Maiden – Hallowed Be Thy Name*
Musik und Text: Stephen Percy Harris 1982, auf der CD:
»The number of the beast«, EMI Electrola GmbH

*Barry Manilow – Can't Smile Without You*
Musik und Text: Christian Arnold, Goeff Morrow, David
Martin 1977, auf der CD: »A Kind of Hush«, A&M

*Motorpsycho – All Is Loneliness*
Musik und Text: Moondog 1993 auf der CD: »Demon
Box«, Motorpsychodelic Tunes

*Motorpsycho – I can't take it no more*
Musik und Text: Sæther 1993, aus dem Lied »Sheer Pro-
foundly« auf der CD: »Demon Box«, Motorpsychodelic
Tunes

*Motorpsycho – Kill Some Day*
Musik/Text: Sæther/Ryan/Sten 1994, auf der CD: Timo-
thy's Monster, Motorpsychodelic Tunes

*Motorpsycho – Nothing to Say*
Musik und Text: Sæther 1993, auf der CD: »Demon Box«,
Motorpsychodelic Tunes

*Motorpsycho – Plan # 1*
Musik und Text: Sæther 1993, auf der CD: »Demon Box«,
Motorpsychodelic Tunes

*Motorpsycho – s'Numbness*
Musik und Text: Sæther 1996, auf der CD: »Blissard«,
Motorpsychodelic Tunes

*Motorpsycho – The One Who Went Away*
Musik und Text: Sæther 1993, auf der CD: »Demon Box«,
Motorpsychodelic Tunes

*The Notwist – Pick up the Phone*
Musik/Text: Martin Gretschmann/Markus Acher 2002, auf
der CD: »Neon Golden«, City Slang, Virgin

*Peaches – Fuck the Pain Away*
Musik und Text: Peaches 2000, auf der CD: »Fuck the
Pain Away«, Kitty-Yo/XL Recordings

*Pet Shop Boys – So Hard*
Musik und Text: Neil Tennant, Chris Lowe 1990, auf der
CD: »Behaviour«, Partophone

*Chris Rea – Driving Home for Christmas*
Musik und Text: Chris Rea 1988, Magnet

*Minnie Riperton – Lovin' You*
Musik und Text: Minnie Riperton, Richard Rudolph 1975,
auf der CD: »Perfect Angel«, Epic

*Slut – Teardrops*
Musik/Text: René Arbeithuber, Christian Neuburger,
Matthias Neuburger, Gerd Rosenacker, Rainer Schaller/
Christian Neuburger 2001, auf der EP: »Teardrops«,
Virgin (EMI)

*Snoop Dogg – Drop It Like It's Hot*
Musik und Text: Chad Hugo, Calvin Broadus, Pharrell
Williams, Tim Stahl, John Guldberg 2004, auf der
CD: »R&G (Rhythm & Gangsta): The Masterpiece«,
Doggystyle, Star Trak, Geffen

*Grady Tate – Nature Boy*
Musik: Grady Tate 1969, auf der CD: »Feeling Life«, Skye
Records

*Theme from Schindler's List*
Musik: John Williams 1994, auf der CD: »Schindlers's List (original soundtrack)«, MCA

*Tocotronic – Harmonie ist eine Strategie*
Musik und Text: Dirk von Lowtzow, Jan Klaas Müller, Arne Zank 2007, auf der CD: »Kapitulation«, Vertigo Records

*Tocotronic – Sag alles ab*
Musik und Text: Dirk von Lowtzow, Jan Klaas Müller, Arne Zank 2007, auf der CD: »Kapitulation«, Vertigo Records

*Tocotronic – Warte auf mich auf dem Grund des Swimmingpools*
Musik und Text: Dirk von Lowtzow, Jan Klaas Müller, Arne Zank 2013, auf der CD: »Wie wir leben wollen«, Vertigo Records

*Wham! – Last Christmas*
Musik und Text: George Michael 1984, auf der CD: »Music from the Edge of Heaven«, Epic-Label

*Roger Witthaker – Abschied ist ein scharfes Schwert*
Musik und Text: Roger Witthaker 2006, auf der CD: »Einfach leben – Best of – Dankeschön Für All Die Jahre«, Ariola

*Queen – Bohemian Rhapsody*
Musik und Text: Freddy Mercury 1975, auf der CD: »A Night At The Opera«, EMI/Hollywood Records

*Queen & David Bowie – Under Pressure*
Musik und Text: Queen, David Bowie 1981, auf der CD: »Hot Space«, EMI/Hollywood Records